HEYNE BÜCHER

Stichwort

Seuchen

Claudia Eberhard-Metzger

Originalausgabe

WILHELM HEYNE VERLAG
MÜNCHEN

HEYNE SACHBUCH
Nr. 19/4080

FACHLEKTORAT:
Bernd Bretter

REDAKTION:
Julia Bauer

GRAFIKEN:
Design-Studio Fleischer

KONZEPTION UND REALISATION:
Christine Proske
(Ariadne Buchproduktion)

Printed in Germany 1996
Umschlaggestaltung: Kaselow-Design
Herstellung: H + G Lidl, München
Satz: Satz & Repro Grieb, München
Druck und Verarbeitung: Pressedruck, Augsburg

ISBN 3-453-09156-6

Inhalt

I. Die vergessene Gefahr

Im Jahr 1966 startete die Weltgesundheitsorganisation (WHO) ein ehrgeiziges Programm. Sie setzte sich das Ziel, die Pocken – eine der gefürchtetsten Geißeln der Menschheit – auszurotten. Auf der ganzen Welt suchten Gesundheitsbeamte nach Menschen, die an den gefährlichen »Blattern« erkrankt waren, und impften alle Kontaktpersonen in deren Umfeld. Das Programm erwies sich als überwältigender Erfolg: Gegen Ende des Zweiten Weltkriegs hatte noch die Mehrheit der Weltbevölkerung in Pockengebieten gelebt. Doch heute gehen die Wissenschaftler davon aus, daß die Pocken tatsächlich ausgerottet sind: Der letzte registrierte Pockenfall datiert vom Oktober 1977 aus Somalia.

Der Triumph der modernen Medizin über die Pocken und andere Seuchen wandelte die Einstellung der Menschen zu der mörderischen Mikrobenwelt. Jahrtausendelang bedeuteten Infektionskrankheiten ein unentrinnbar tödliches Schicksal; ohnmächtig standen die Menschen einem unerbittlichen und unsichtbaren Feind gegenüber. Doch nun machte sich Optimismus breit: Spätestens ab der Mitte der sechziger Jahre sah man in Infektionskrankheiten keine nennenswerte Bedrohung mehr.

Den Erfolg gegen die uralten Plagen hatten in der Vergangenheit Maßnahmen gebracht, die heute in den Industrienationen als trivial erscheinen: sauberes Wasser und persönliche Hygiene. Wesentlich zur Bekämpfung der Seuchen trug auch die Trennung des Menschen von Überträgern wie Ratten und Mäusen bei. Die Menschen begannen, in festen Häusern zu wohnen; Kleinparasiten wie Läusen, Flöhen und Mücken sagten sie den Kampf an. Einen entscheidenden Fortschritt stellte die Entdekkung der Antibiotika und die Entwicklung von Impfstoffen vor etwa einem halben Jahrhundert dar. Allerdings finden Impfstoffe und Antibiotika in vielen Ländern der Dritten Welt bislang nur unzureichenden, teilweise sogar gar keinen Einsatz.

Vor allem aber bereitet den Wissenschaftlern die Tatsache Sorge, daß zunehmend Krankheitserreger auftauchen, gegen die Antibiotika nichts ausrichten können – obwohl von diesen mittlerweile über 100 verschiedene Typen vorliegen. Die »Schwerter des Alexander Fleming« – er hatte 1928 das erste Antibiotikum Penizillin entdeckt und schon in den vierziger Jahren vor unempfindlichen, also resistenten Bakterien gewarnt – drohen stumpf zu werden.

Auch der weltweite Siegeszug der Impfnadel, der mit der ersten erfolgreichen Pockenschutzimpfung durch den englischen Arzt Edward Jenner im Jahr 1796 begann, ist ins Stocken geraten. Speziell gegen Tropenkrankheiten existiert häufig noch kein Impfschutz. Die Immunschwächekrankheit Aids gehört ebenso zu den Leiden, denen bislang trotz aller Forschung durch eine Impfung nicht beizukommen ist.

Das Buch der Infektionskrankheiten kann offensichtlich noch lange nicht geschlossen werden. Längst verschwunden geglaubte Seuchen wie Pest, Cholera und Tuberkulose kehren zurück – und tragen dabei nicht selten ein neues Gewand.

Viele Krankheiten drohen der Kontrolle durch die moderne Medizin zu entgleiten. Als einen Grund für das erneute Aufflackern lange vergessener Seuchen sehen Wissenschaftler den Massentourismus. Noch nie reisten so viele Menschen so schnell von einem Kontinent zum anderen und traten so leicht mit Menschen aus weit entfernten Erdteilen in Kontakt. Optimale Ausbreitungsmöglichkeiten für Infektionserreger bieten auch die modernen Megastädte, in denen Menschen extrem eng und unter oft unhygienischen Bedingungen zusammenleben. Auch der immer größer werdende Graben zwischen Arm und Reich behindert die Bekämpfung von Seuchen. 1993, so errechnete die WHO, starben von 51 Millionen Menschen insgesamt 20 Millionen an anstekkenden Krankheiten, die in Industriestaaten kaum auftreten. Die Hälfte der Menschheit, mahnt die WHO, habe keinen Zugang zu den wichtigsten Medikamenten. Einige der ärmsten Entwicklungsländer können pro Jahr und Mensch nur fünf Mark für die medizinische Versorgung aufwenden.

Und nicht zuletzt könnten klimatische Veränderungen, so die Fachwelt, Seuchen in unseren Breiten begünstigen, die bislang auf die Tropen und Subtropen begrenzt waren, etwa Massenseuchen wie Malaria und Gelbfieber. Bereits eine geringe Zunahme der mittleren Jahrestemperatur, so das Resümee einer Studie des Londoner Public Health Laboratory Service, erhöht das Risiko, daß sich derartige Seuchen bei uns erstmalig oder wieder verbreiten.

In einigen Ländern der Tropen sind die Folgen einer zunehmenden Klimaerwärmung schon heute spürbar. So stieg in Ruanda die Häufigkeit von Malariaerkrankungen zwischen 1987 und 1990 im Vergleich zu den drei vorhergehenden Jahren um mehr als 300 Prozent. Die zentrale Rolle spielten dabei Rekordtemperaturen und außergewöhnlich hohe Niederschläge. Unter solchen Bedingungen können sich nämlich Anopheles-Mücken, die Überträger des Malariaerregers, besonders gut vermehren.

Nicht nur altbekannte Seuchen bedrohen die Gesundheit des Menschen. Den »neuen« Seuchen wie z. B. Aids steht die Medizin bislang machtlos gegenüber. 1994, schätzt die WHO, waren mehr als 14 Millionen Erwachsene mit dem Aidserreger infiziert – und jeden Tag stekken sich rund 6.000 Menschen neu an. Das Beispiel Aids zeigt eindrücklich, daß die Macht der Mikroben über den Menschen noch lange nicht gebrochen ist.

II. Pest: Die schlimmste aller Menschheitsplagen

Jahrhundertelang galt die Pest als die Seuche schlechthin. Seuche, Unglück und Verderben ist denn auch die Bedeutung des lateinischen Wortes »pestis«. Selbst der moderne Mensch bezeichnet heute noch ein besonders schlimmes Übel als eine Pest.

Pestähnliche Krankheiten erwähnt schon der griechische Dichter Homer (8. Jahrhundert v. Chr.) in seinem Heldenepos »Ilias«. Er beschreibt ein Phänomen, das die Menschen späterer Jahrhunderte immer wieder beobachteten, jedoch nicht zu erklären wußten: Der »Schwarze Tod« breitete sich überall dort aus, wo Ratten in dichtbevölkerte Gegenden einwanderten.

Über 20 Millionen Menschen starben im Mittelalter an der Plage – und dies innerhalb von nur fünf Jahren (1347 bis 1352). Diesen apokalyptischen Siegeszug der Seuche werten Historiker als die einschneidendste demographische Katastrophe, die die Menschheit je erlebt hat.

Ihren Anfang nahm der Schwarze Tod des Mittelalters vermutlich in Zentralasien. Ratten trugen ihn offenbar im 14. Jahrhundert in westliche Richtung. Zwei Pestausbrüche im Jahre 1346 in den Karawanenstationen Astrachan am Wolgadelta und Sarai bei Wolgograd am Unterlauf der Wolga sind historisch belegt. Beide Stationen liegen an einer der Seidenstraßen. Diese Routen nutzten Händler seit etwa dem zweiten Jahrhundert vor Christus, um chinesische Seide nach Europa zu transportieren. Einige Wissenschaftler glauben, den genauen Seuchenherd in der Gegend des Balchaschsees lokalisieren zu können. Dort entdeckten Archäologen christliche Katakomben und den klaren Hinweis auf ein plötzliches Massensterben um das Jahr 1340 – und mehrere Grabinschriften nennen die Pest als Todesursache.

1. Die Katastrophe des Mittelalters

Die Pest raffte im Mittelalter rund ein Drittel der damals 75 Millionen Einwohner des europäischen Kontinents dahin. Der mörderische Vormarsch der schwersten aller Pandemien (Erkrankung, die auf einem ganzen Kontinent oder weltweit auftritt) begann vermutlich im Jahr

Pest

Der Erreger der Pest ist Yersinia pestis, ein unbewegliches, sporenloses, stäbchenförmiges Bakterium. Es wird durch den Biß infizierter Flöhe (Beulenpest) oder aber durch die Atemluft von Kranken (Lungenpest) übertragen.
Die Beulenpest äußert sich zunächst mit Fieber; dann schwellen und eitern die Lymphknoten. Bei der selteneren Lungenpest entstehen innere Blutungen und Lungenentzündung. Die Patienten husten einen sehr ansteckenden, blutigen Auswurf aus. Die Sterblichkeit der Beulenpest beträgt 20 bis 25 Prozent, bei der Lungenpest liegt sie bedeutend höher.
Früher war die Pest weltweit verbreitet. Heute gibt es noch einzelne Herde in Afrika, Südostasien, Nord- und Südamerika. Eine Impfung mit inaktivierten Bakterien ist möglich, jedoch nur für rund fünf Monate wirksam. Bei frühzeitiger Erkennung läßt sich die Krankheit problemlos mit Antibiotika therapieren. Massensterben wie im Mittelalter treten heute nicht mehr auf. Lokale Epidemien dagegen schon: 1994 starben in Indien 56 Menschen an der Pest, 1992 in Peru 52.
Experten warnen vor einer erneuten Ausbreitung der Pest: 1981 registrierte man weltweit nur 200 Pest-Erkrankungen, zehn Jahre später beinahe 2.000.

1347 in der Stadt Kaffa. Von Zentralasien kommmend traf die Pest in dem reichen genuesischen Handelszentrum am Schwarzen Meer erstmals auf eine europäische Bevölkerungsgruppe. Der Tataren-Khan Djam Bek belagerte im Frühjahr des unseligen Jahres die Stadt, als die Pest ausbrach und seine Truppen dezimierte. Bevor er das Feld räumte, ließ er noch einige Pestleichen über die Befestigungsmauern katapultieren, um »die Christen zu verpesten«.

Der zeitgenössische Chronist Gabriele de Mussis überliefert diese Untat. Heute gilt es jedoch als wahrscheinlicher, daß sich die Eingeschlossenen von Kaffa bereits lange zuvor mit der Pest infiziert hatten. Die Ansteckung durch Ratten und deren Flöhe, die sich auf beiden Seiten der Stadtmauer tummelten, dürfte dafür genügt haben.

Die Verbreitung der Seuche von Kaffa aus über ganz Europa erklären Historiker mit den Handelsgewohnheiten jener Tage. Zentralasiatischen Murmeltieren kommt dabei eine entscheidende Rolle zu. Ihre Felle galten als begehrter Exportartikel. Nach einer weitgehend anerkannten Hypothese wurden die Murmeltiere von einer starken Epidemie befallen und starben in großer Zahl. Trapper sammelten die Pelze der toten Tiere und verkauften sie über eine Reihe von Zwischenhändler in den Westen. So gelangten die Felle über den Don nach Kaffa. Die riesigen Rattenpopulationen an Bord der Handelsfrachter boten den Pesterregern ideale Ausbreitungsmöglichkeiten. Die zahlreichen Schiffe aus Kaffa, einer der bedeutendsten Schwarzmeer-Hafenstädte des 14. Jahrhunderts, brachten Europa das Unheil.

Monat für Monat hielten die Chronisten den todbringenden Vormarsch der Seuche fest. Sie berichten beispielsweise von zwölf Genueser Galeeren, die an einem Oktoberabend des Jahres 1347 die sizilianische Stadt Messina anliefen. Sie kamen aus dem Nahen Osten; die wenigen Matrosen, die noch lebten, litten erbärmlich. Da niemand den Unglücksschiffen einen Ankerplatz gewährte, verseuchten sie schließlich auf ihrer Fahrt von Hafen zu Hafen ganz Sizilien. Die Infektion hatte zu diesem Zeitpunkt außerdem bereits auf alle griechischen Inseln übergegriffen und, von Alexandrien aus, auf das ganze Niltal.

Selbst die Mutterstadt Genua verweigerte den zwölf Todesgaleeren das Anlaufen der Reede. Daraufhin legten die Schiffe am 1. November 1348 in Marseille an. Von Marseille aus erreichte die Pest sehr schnell das Hinterland der Provence. Dort vernichtete sie in den Ortschaften 50 bis 70 Prozent der Bevölkerung. Gleichzeitig transportierten andere Schiffe die Krankheit weiter. Am 1. Januar 1349 gelangte die Pest nach Pisa und dann, am 25. Januar, nach Venedig. Dort starben täglich 600 Menschen. Von diesen Häfen aus wurde ganz Kontinentaleuropa verseucht, von Sevilla bis Bergen, von Chester bis Moskau.

Deutschland erfaßte die Pest in den Jahren 1349 und 1350. Besonders hart traf es Norddeutschland. Alte Chroniken bezeugen Zehntausende von Toten. In Lübeck sollen weniger als ein Prozent der Einwohner überlebt haben. Im Verlauf von nur vier Jahren starben im deutschen Sprachraum 200.000 kleine Orte und Dörfer vollständig aus. Besonders erschreckte die Ärzte der damaligen Zeit der rasende Verlauf und das oft blitzartige Sterben der Opfer. Ein am Tage noch gesunder Mensch konnte in der Nacht bereits tot sein.

Je maßloser die Pest wütete, desto verzweifelter suchten die Menschen nach Mitteln und Wegen, dem unfaßbaren Schrecken Einhalt zu gebieten. Genua entwickelte 1348 als eine der ersten Städte ein Konzept gegen die Ansteckung, die Quarantäne: Fremde, Waren und Schiffe wurden 40 Tage lang abgesondert. Andere Orte in Italien und Frankreich folgten diesem Beispiel. Da die Seu-

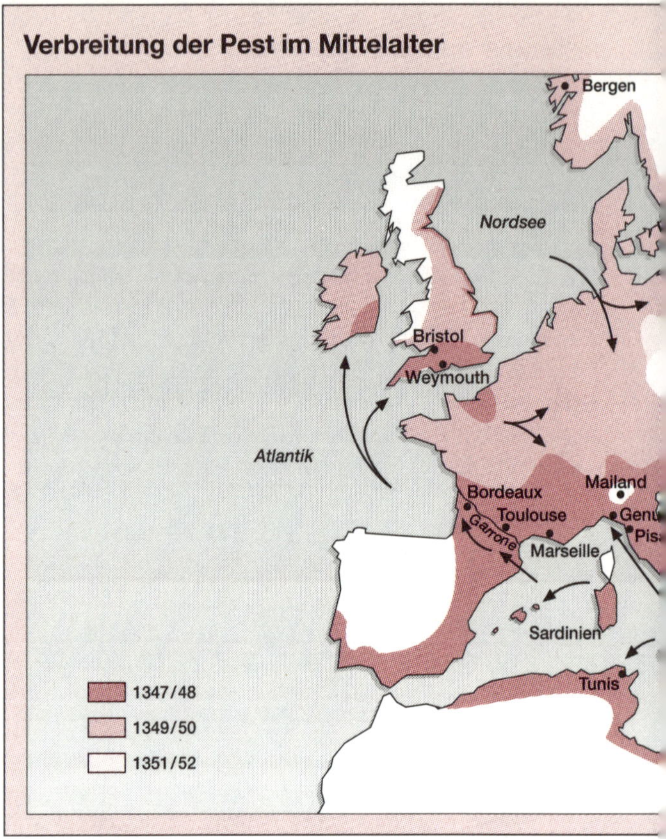

che trotzdem nicht aufhörte, begann man, in den Ärzten, den Pflegern und Totengräbern die Verbreiter der Pest zu sehen. Sie wurden von der Bürgerschaft ausgesperrt und mußten sich mit roten Lederwämsen kleiden. Schellen an den Füßen kündigten ihr Kommen an, mit einem roten Stab sollten sie andere Personen von sich abhalten. Die Ärzte rüsteten sich später mit Schnabelmasken, dikken Brillen und hohen Stelzen aus. Sie behandelten die Kranken aus zwölf Meter Entfernung und öffneten die

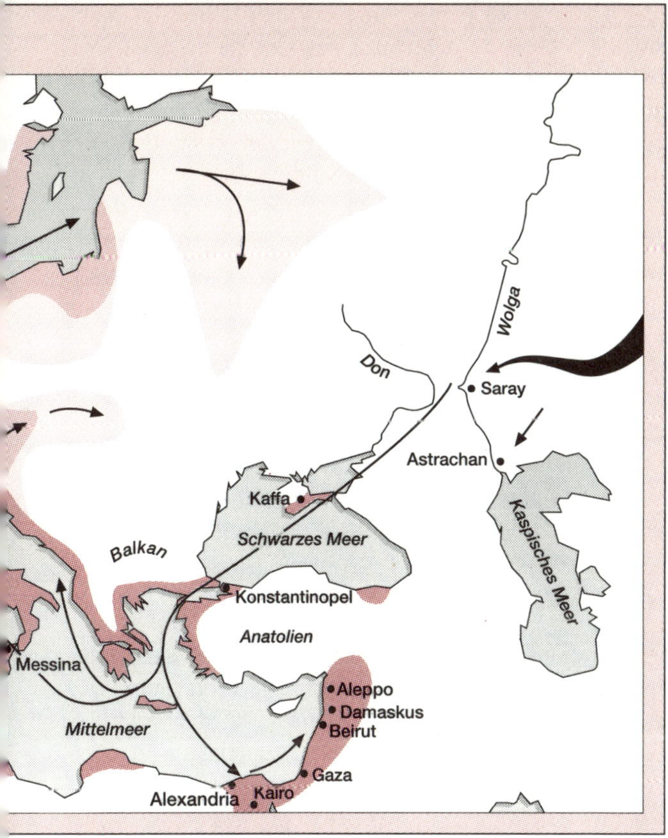

Beulen der Pestopfer mit Messern an zwei Meter langen Stielen. Doch immer noch wütete die Seuche mit unverminderter Kraft in ganz Europa.

Der berühmte mittelalterliche Arzt Paracelsus empfahl, die Pestbeulen mit gedörrten Kröten zu behandeln. Er hoffte, die Tiere würden das gesamte Gift der Pestilenz aus dem Körper ziehen. Beste Heilkraft sagte man auch einem Mittel nach, das der Rat der Freien Reichsstadt Nürnberg 1533 den Menschen ans Herz legte: Ein junger Hahn sollte gerupft und mit dem After auf die Pestbeule gesetzt werden. Starb das Tier, nahm man ein nächstes und so fort, bis endlich ein Hahn am Leben lieb. Jetzt galt die Krankheit als geheilt. Andere vertrauten lieber der »Unzucht mit alten Weibern«, brachten Gott Opfergaben dar oder legten Pestgelübde ab.

Uneinigkeit bestand ebenfalls darüber, wer oder was die Katastrophe auslöste. Einmal bezichtigte man »verdorbene südliche Winde«, dann wieder die unheilvolle Stellung von Gestirnen. Die »oberen Planeten im Hause des Wassermann«, so steht es im Pariser Pestgutachten von 1348, seien am 20. März 1345 zusammengetreten, um »feuchte und gefährliche Ausdünstungen« auszustrahlen. Laut Gutachten verdichteten sich die Nebel in der Lunge des Menschen zu einer »giftigen Materie«, die die Pest erzeuge. Andere Mediziner verbreiteten, die Krankheit sei über die Menschheit gekommen, weil es Frösche geregnet habe.

Ebenso wies man böswilligen Brunnenvergiftern oder »Pestschmierern« Schuld zu. Luther etwa berichtet von bösen, pestilenzischen Leuten, die andere mit Pest beschmissen. Zur gleichen Zeit berichten Chronisten von unerhörten Pestschmierereien in Italien: 40 Männer und Frauen hätten Salben aus Pestbeulen zubereitet und die Türriegel jener Häuser damit bestrichen, deren Besitzer sie töten wollten.

Nach unzähligen Zyklen der Vernichtung verschwand die Pest schließlich weitgehend aus Mitteleuropa. Und niemand weiß genau, warum. Londoner Aufzeichnungen datieren die letzte Epidemie auf das Jahr 1665. Sie endete ein Jahr später nach der größten Feuersbrunst, die je in der englischen Hauptstadt gewütet hatte. Augenzeuge der Ereignisse war der Schriftsteller und Journalist Daniel Defoe. Sein 1722 erschienenes Buch »Die Pest zu London« beschreibt eindringlich die Heimsuchung der Stadt. Ob das Feuer das Ende der Seuche in London

Das Ende der Pest

Warum die Pest so abrupt aus dem Europa des Mittelalters verschwand, bleibt bis heute umstritten. Vor allem Fortschritte im Gesundheitswesen und in der Hygiene sollen die Ausbreitung gebremst haben. Fest steht, daß neue Pestwellen im Zentrum Europas immer schwächer verliefen. Von Skandinavien aus wurde die Seuche so nach Osten zurückgedrängt, im Mittelmeerraum nach Süden. Mehr und mehr verlor sie an Einzugsbereichen. Auch die Zunahme des Waren- und Personenverkehrs zu dieser Zeit half ihr nicht, sich weiter auszubreiten. Nordwesteuropa gilt seit 1684 als praktisch pestfrei.
Als eine Erklärung für den abebbenden Seuchenzug in Europa führen Wissenschaftler an, daß seit dem 17. Jahrhundert die aus dem Osten herziehende Wanderratte die Hausratte verdrängte. Scheuer als ihre Vorgängerin, lebte sie nicht in direkter Nähe des Menschen. Daher verringerte sich wohl die Anstekkungsgefahr mit pestinfizierten Flöhen.
Nach einer anderen Vermutung hat sich der Pesterreger genetisch verändert. Diese Mutation verringerte möglicherweise seine Aggressivität. Denkbar ist außerdem, daß weniger ansteckende Stämme die gefährlichen Erreger verdrängten. Yersinia pseudotuberculosis, ein dem Pesterreger verwandter aber harmloserer Keim, könnte beispielsweise verschiedene Nagetiervölker durchseucht haben. Sie hätten dadurch eventuell Immunität gegen die Pseudotuberkulose – eine akute Entzündung des Magen-Darm-Traktes – und teilweise sogar gegen die Pest selbst erlangt. Wenn die Ratte aber nicht mehr starb, gab es für den Parasiten keinen Grund mehr, auf den Menschen überzuspringen.

bewirkte, gilt unter Experten als umstritten. Denn es läßt sich historisch belegen, daß auch andere europäische Städte wie Paris und Amsterdam etwa zur gleichen Zeit ohne Feuersbrunst die Pest überwanden. Die letzte große Pest-Epidemie registrierte man Anfang dieses Jahrhunderts in Indien mit über zehn Millionen Todesfällen.

2. Die Entdeckung des Pestbakteriums

Den »Schwarzen Tod« verursacht ein stäbchenförmiges, zwei Mikrometer kleines Bakterium. Benannt wurde Yersinia pestis nach dem französischen Arzt Alexandre Yersin, der es 1894 entdeckte.

Seit 1898 weiß man, daß Flöhe das Pestbakterium übertragen. Als primäre Wirte der Flöhe fungieren Nagetiere wie Ratten, Eichhörnchen, gelegentlich aber auch Kaninchen und Hauskatzen.

Die Flöhe saugen das Blut ihrer Wirte und nehmen so die Bakterien auf. Stirbt der Wirt an der Infektion, so kommt die Blutzirkulation zum Stillstand und sein Körper kühlt ab. Das zwingt die temperaturempfindlichen Flöhe, sich einen anderen Gastgeber zu suchen. Mit ihrem Biß übertragen die infizierten Flöhe die Erreger auf den neuen Wirt, sei es Mensch oder Tier. Neben dieser indirekten Art der Übertragung können die Pesterreger über Hautverletzungen auch direkt von einem erkrankten in einen gesunden Organismus eindringen.

Von der Eintrittsstelle aus wandert der Erreger in die nächstgelegenen Lymphknoten. In ihnen vermehrt er sich. Bemerkbar macht sich die Infektion nach zwei bis fünf Tagen. Dann entstehen bläulich verfärbte, geschwollene Lymphknoten, die Bubonen. Neben diesen Pestbeulen sind hohes Fieber, Schüttelfrost, Benommenheit und schweres Krankheitsgefühl weitere Symptome. Über 90 Prozent der Pestfälle verlaufen als Bubonen- oder Beulenpest. In 50 bis 90 Prozent der unbehandelten

Fälle von Bubonenpest dringen die Erreger aus den Lymphknoten in die Blutbahn vor. Dort verursachen sie eine Sepsis, eine Blutvergiftung. Außerdem siedeln sich Pesterreger in vielen Organen an. Gelangt Yersinia pestis in den kleinen Blutkreislauf, entsteht die sekundäre Lungenpest mit hochinfektiösem blutigem Auswurf. Der Kontakt mit solchen Patienten kann über eine direkte Infektion zur primären Lungenpest führen. Sie tötet ihre Opfer, so diese unbehandelt bleiben, mit beinahe hundertprozentiger Sicherheit.

Aus der Sicht des modernen Arztes bedeutet die Behandlung der einst schlimmsten aller Infektionen kaum mehr eine Herausforderung. Bei frühzeitiger Erkennung haben Patienten dank der Antibioika eine sehr gute Heilungschance. Als wirksamstes Mittel gegen Yersinia pestis hat sich das Antibiotikum Streptomycin erwiesen. Es findet seit 1948 Anwendung. Als Mittel zweiter Wahl gilt Chloramphenicol. Daneben wirken aber auch Aminoglykoside oder Kombinationen aus Tetracyclinen und Sulfonamiden gut.

Bereits 1897 wurde ein erster Impstoff gegen die Pest entwickelt. Der Wert der modernen Impfung mit lebenden abgeschwächten Bakterien ist umstrittten. Der Impfschutz hält drei bis sechs Monate an – aber nur gegen die Beulenpest, nicht gegen Lungenpest. Die WHO empfiehlt Impfungen für Risikogruppen. Dazu zählen die Mitarbeiter von Versuchslabors, die mit Pestkulturen arbeiten, und Bauern, Landarbeiter oder Fallensteller in Regionen, in denen Yersinia pestis in der Nagerpopulation verbreitet ist.

Kopfzerbrechen bereitet den Ärzten das Fehlen einer schnellen Diagnosemöglichkeit. So starben während der achtziger Jahre in den Vereinigten Staaten 16 Prozent aller an Pest erkrankten Patienten, weil Ärzte das Krankheitsbild zunächst als Magenverstimmung, Bronchitis oder Lungenentzündung mißdeutet hatten. Wertvolle

Weltweite Verbreitung von Cholera und Pest

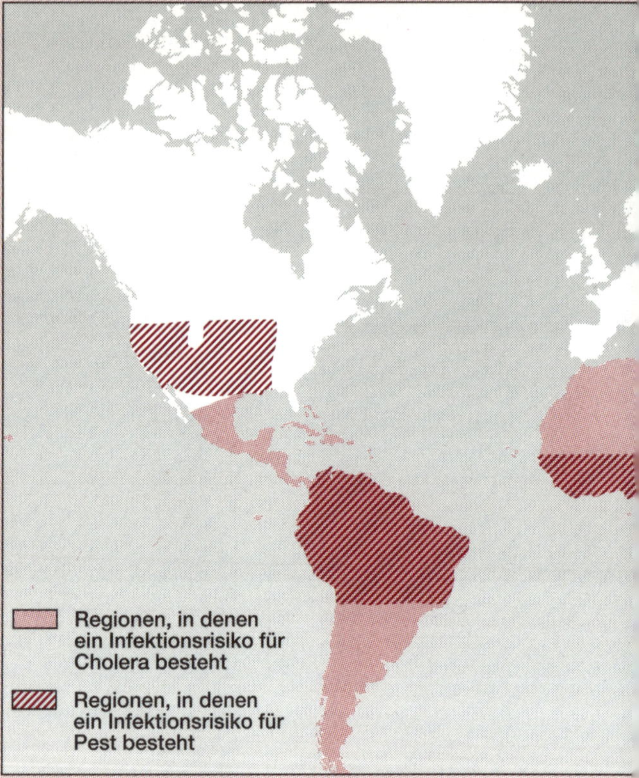

Zeit vergeht, weil die Bakteriologen das winzige Bakterium erst mühsam im Gewebesaft verdächtiger Lymphknoten, im Auswurf oder Blut unter dem Mikroskop nachweisen müssen. Raschere Diagnosemöglichkeiten erlauben heute jedoch immunologische Verfahren oder die Polymerase-Kettenreaktion, eine hochempfindliche molekularbiologische Methode.

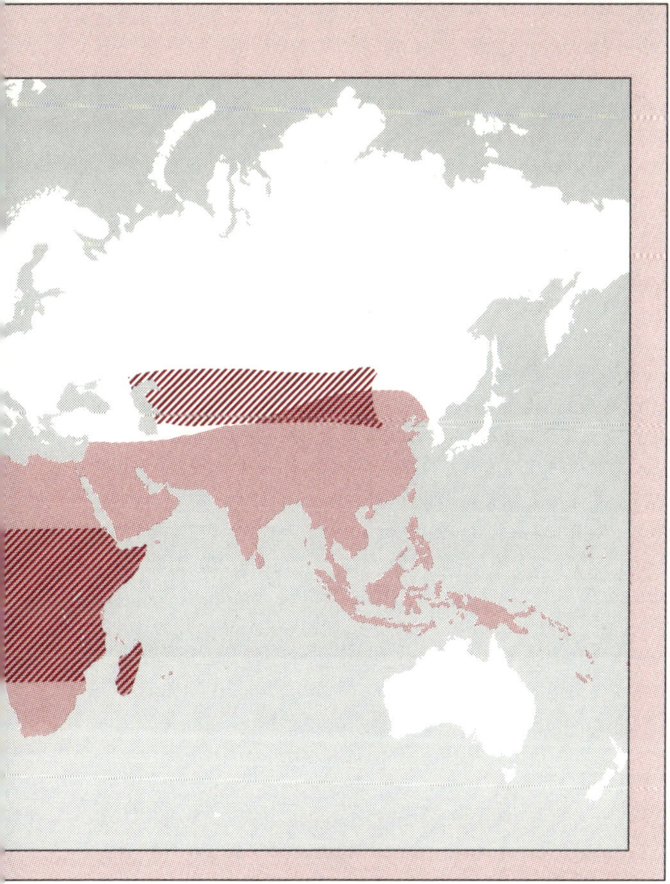

3. Der Schwarze Tod heute

Weil schon länger keine größeren Epidemien mehr aufgetreten sind, gilt die Pest mittlerweile als besiegt. Diesen Optimismus teilt die WHO jedoch nicht. Vor allem in den letzten Jahren wurden der obersten Gesundheitsbehörde immer wieder Pestfälle aus einzelnen Ländern

Amerikas, Afrikas und Asiens gemeldet. Allein in Zaire starben im Jahr 1993 70 von 267 infizierten Menschen. Experten schätzen, daß diese Statistik – wie alle anderen – unvollständig ist und eine große Dunkelziffer birgt.

Von 1978 bis 1992 registrierte die WHO insgesamt 14.856 Pestinfektionen mit 1.451 Todesfällen aus 21 Ländern. Selbst in den Vereinigten Staaten fielen noch 1992 dreizehn Infektionen und zwei Todesfälle an. Die Pest trat damals außerdem in Madagaskar, Zaire, Brasilien, Peru, China, der Mongolei, Burma und Vietnam auf. Es verwundert also kaum, daß die WHO vor der Rückkehr der Pest warnt.

Nagetierbaue in Zentralasien und Afrika stellen ein großes Pestreservoir dar. Seit einigen Jahren sind zudem mausartige Nagetiere (Muridae) des panamerikanischen Kontinents mit dem Pesterreger infiziert.

Vor allem in Ländern wie Indien, wo viele Menschen auf engstem Raum und unter völlig unhygienischen Bedingungen leben müssen, befürchteten Fachleute schon seit langem eine neue Pestepidemie. In der Tat tauchte die Seuche 1994 in der westindischen Stadt Surat auf. Ihren Ursprung nahm die Pest vermutlich in Latur, 350 Kilometer südöstlich von Bombay. Dort fanden bei einem Erdbeben 1993 innerhalb von Sekunden über 10.000 Menschen den Tod. Indische Wissenschaftler hatten frühzeitig darauf hingewiesen, daß sich im Erdbebengebiet die seuchenübertragenden Ratten und mit ihnen die Flöhe besonders stark vermehrten. Doch ihre Warnungen blieben ohne Konsequenzen.

Die offizielle Gesamtstatistik vom 26. August bis 9. Oktober verzeichnete in Surat 6.344 vermutete, 272 erwiesene und 56 verstorbene Pestopfer. In Panik sollen kurz nach Aufflackern der Krankheit 600.000 Menschen aus der Stadt geflohen sein. Am 11. Oktober meldeten die indischen Behörden den letzten neuen Pestfall aus Surat; bei diesem Ausbruch konnte allen, die sich rechtzeitig ins Krankenhaus begeben hatten, mit Antibiotika geholfen werden.

Aufgrund der relativ geringen Zahlen wollen Experten nicht von einer Epidemie sprechen. Dennoch ging die Meldung von der »Pest in Indien« wie ein Lauffeuer rund um die Welt. Die entsetzten Reaktionen auf diese Nachricht enthüllten vor allem eines: Der Schwarze Tod und sein maßloses Wüten in der Vergangenheit hat im kollektiven Unterbewußtsein der Menschen unauslöschliche Erinnerungen hinterlassen.

III. Cholera: Der schnelle Tod

Ihre lange Schreckensgeschichte hat die Pest geradezu zum Archetypus aller epidemischen Kranhheiten gemacht. Nach ihr bergen die Darmkrankheiten die größte Gefahr, allen voran die Cholera.

Die Cholera gilt schon seit Jahrtausenden als eine Geißel der Menschheit. Bereits der griechische Arzt Hippokrates (460 bis 370 v. Chr.) beschrieb die Krankheit. In seinem fünften Buch der Epidemien nennt er die Symptome: starker Durchfall über mehrere Tage hinweg, Krämpfe, eingesunkene Augen, stockender Harn und Kraftlosigkeit. Von Hippokrates stammt auch der Name des Leidens: »choléra«, der Gallenfluß.

Den geographischen Ursprung der Cholera vermuten Medizinhistoriker auf dem indischen Subkontinent, im Flußdelta des Ganges. Die Menschen dort nennen das Leiden »mordechim«, den »Schnellen Tod«.

Lange Zeit glaubten die Europäer, es handle sich bei der Cholera um eine jener tropischen Fieberkrankheiten, die ausschließlich in Indien ihr Unwesen trieben. Doch zwischen 1817 und 1823 tauchte sie erstmals auch in anderen asiatischen Ländern auf. Schon drei Jahre später begann die zweite große Epidemie. Sie verbreitete sich noch wesentlich weiter mit ihrem Erreger Vibrio cholerae – einem der meistgefürchteten unsichtbaren Feinde der Menschheit.

1. Die Erforschung der Cholera

In Deutschland wütete die letzte große Cholera-Epidemie im Sommer 1892 in Hamburg. Am 21. August waren 248 Hamburger erkrankt, kaum eine Woche später 3.728. Allein am 27. August starben 441 Patienten. Die Epidemie dauerte noch bis Oktober an. Die Schreckens-

Cholera

Der Erreger der Cholera ist ein rund zwei Mikrometer kleines und zumeist leicht kommaförmig gebogenes Stäbchenbakterium, Vibrio cholerae. Die Ansteckung erfolgt über mit Fäkalien verseuchtes Trinkwasser und Lebensmittel, vor allem Muscheln und Fisch.

Sturzartige Durchfälle trocknen den Körper aus. Flüssigkeits- und Mineralsalzmangel führen zu Herzrhythmusstörungen, Nierenversagen, Kreislaufkollaps und Koma. Die Mengen an »Reiswasserstuhl«, die ein Infizierter ausscheidet, können innerhalb von 24 Stunden fast die Hälfte des Körpergewichts erreichen. Bei Behandlung sterben etwa ein Prozent der Kranken, unbehandelt dagegen bis zu 70 Prozent. Pro Jahr erliegen weltweit etwa 10.000 Menschen der Cholera.

Eine Impfung existiert, sie ist aber nur von kurzfristiger und geringer Wirkung. Die Therapie besteht vor allem im Ausgleich des Elektrolyt- und Wasserverlusts durch physiologische Salz- und Zuckerlösungen. Gegen den Erreger selbst wirken Antibiotika, meist werden Tetracycline eingesetzt. In Indien entdeckte man 1992 einen Bakterienstamm, der vielen Antibiotika widersteht und noch heute weiter vordringt.

Verbreitet ist die Cholera derzeit vor allem in Südostasien, Afrika, Lateinamerika, neuerdings auch in Osteuropa.

Infektionen mit dem Bakterium Vibrio eltor, einer Variante des Choleraerregers Vibrio cholerae, verlaufen in neun von zehn Fällen wie normaler Durchfall. Auf diese Weise kann sich der Erreger lange Zeit unerkannt verbreiten.

bilanz: 16.596 Hamburger erkrankten an der Cholera, 8.605 von ihnen starben. Was Ärzte und Wissenschaftler damals vor ein Rätsel stellte: Während die Menschen in Hamburg starben, blieb das direkt angrenzende Altona von der mörderischen Seuche verschont.

Bereits neun Jahre zuvor, im Jahr 1883, hatte Robert Koch den Cholera-Bazillus entdeckt. Der deutsche Arzt und Forscher war in diesem Jahr zum Leiter der Deutschen Cholera-Expedition ernannt worden, die die Seuchenursache in Ägypten erforschen sollte.

Im Darm von Erkrankten fanden Koch und seine Mitarbeiter schließlich ein Bakterium: Kurz und kommaförmig gebogen, bewegte es sich mit einer Geißel fort. Man nannte es Vibrio cholerae, seiner gekrümmten Gestalt wegen auch »Komma-Bazillus«. Auf einer Konferenz in Berlin im Juli 1884 stellte Koch seine Entdeckung vor. Als die Cholera-Epidemie acht Jahre danach in Hamburg ausbrach, wurde Koch als mittlerweile weltbekannter Spezialist für bakterielle Erkrankungen eilends in die Stadt geholt.

Das Zentrum der Seuche lag im Gängeviertel des St. Michaelis- und des St. Jacobi-Kirchspiels. Dort hausten Familien eng gedrängt in Kellern, in die bei jeder Überschwemmung Wasser lief. Aus den wenigen Wasserhähnen kamen mit dem ungereinigten Elbwasser allerlei Tiere, manchmal sogar ein Aal. Bestürzt kommentierte Robert Koch nach einer Besichtigung des Elendsviertels die erbärmlichen Zustände dort:«Ich habe noch nie solche ungesunden Wohnungen, Pesthöhlen und Brutstätten für jeden Ansteckungskeim gesehen (...) Ich vergesse, daß ich mich in Europa befinde.«

Eine anerkannte Therapie gegen die Cholera gab es 1892 noch nicht. Der Behandlung in ganz Europa lag die »Anweisung zur Heilung der Cholera morbus« zugrunde, die ein Medizinalrat 1823 in St. Petersburg verfaßt hatte. Als wichtigste Maßnahme galt darin der Aderlaß.

Er diene – ebenso wie Schröpfköpfe – dazu, die Kranken vom »eingedickten« Blut zu erleichtern. Quecksilbersalbe in der Herzgegend sollte die Herztätigkeit anregen, desgleichen warme Bäder und die Abreibung des Körpers mit Alkohol. Tatsächliche Linderung brachte den leidenen Menschen lediglich Opium: Es stellte den Darm ruhig und minderte die Krämpfe. Schließlich wurde geraten, die Därme durch Rizinusöl oder ein Klistier zu reinigen. Viele Menschen wollten der Krankheit lieber mit Alkohol trotzen. »Juppheidi und Juppheida, Schnaps ist gut für Cholera«, sangen die Menschen auf den Hamburger Straßen.

Mehr medizinischen Scharfblick bewiesen zwei Edinburger Ärzte: Sie verabreichten bereits 1831 Infusionen mit Kochsalzlösungen, um den Flüssigkeitsverlust auszugleichen, der durch die andauernden Durchfälle entsteht. Dennoch beurteilten selbst respektable Ärzte diese Behandlung zunächst als nicht gerechtfertigt. Folglich konnte sich diese wirksame Maßnahme zur Cholera-Behandlung erst Anfang des 20. Jahrhunderts durchsetzen.

Auch die zentrale Bedeutung des Trinkwassers für die Verbreitung der Cholera hätte spätestens seit der großen Cholera-Epidemie in London im Jahre 1854 bekannt sein müssen. Damals lieferte der englische Anästhesist John Snow die erste vollständige Dokumentation einer Erkrankungswelle, die durch verseuchtes Wasser aus der Broad-Street-Pumpe am Golden Square in London ausgelöst worden war. Bei einer Befragung in allen Häusern der Umgebung fand der Forscher heraus, daß nur Menschen, die Wasser aus dieser Pumpe geholt hatten, an Cholera erkrankt waren. Als er den Pumpenschwengel entfernen ließ, verschwand die Epidemie.

Snow veröffentlichte außerdem einen sorgfältigen Bericht über die Verteilung der Cholerafälle in verschiedenen Bevölkerungsgruppen Südlondons, der sich ebenfalls auf die Wasserversorgung bezog. Auch diese

Darstellung bewies, daß Cholera sich durch verseuchtes Wasser verbreitete. Aus seinen Beobachtungen konnte Snow schließen, daß auch Fliegen und schmutzige Wäsche die Infektion verbreiteten – und daß das Filtern von Wasser die Ansteckungsgefahr verminderte.

In seiner richtungweisenden Arbeit aus dem Jahr 1855 beschrieb Snow die Cholera korrekt als eine Darmerkrankung mit dem folgenden Übertragungsweg: vom Kot Infizierter über das Trinkwasser in den Darm.

Der prominenteste Gegner dieser »Trinkwassertheorie« war der Hamburger Geheimrat und Professor für Hygiene Max von Pettenkofer. Er hatte 1850 eine eigene Theorie über die Ursache der Cholera aufgestellt: Danach sollte die Seuche von »Ausdünstungen eines siechenhafte Bodens« herrühren und sich per Luftweg auf den Menschen übertragen. Das Einatmen bestimmter Substanzen namens »Miasmen« führe angeblich zur Ansteckung. Die Tatsache, daß die Menschen auf der Hamburger Seite der Straße von der Cholera befallen wurden, während sie auf der Altonaer Seite gesund blieben, werteten die Miasmenanhänger als Beweis für ihre Theorie: Die jeweilige Beschaffenheit des Bodens sei für das Phänomen verantwortlich.

Pettenkofer verstieg sich in eine wissenschaftliche Konfrontation mit Koch. Sie endete damit, daß Pettenkofer öffentlich eine Reinkultur von Komma-Bazillen trank. Damit wollte er beweisen, daß die Keime allein die Erkrankung nicht verursachten. Sein Selbstversuch gab ihm zunächst recht: Pettenkofer überlebte. Grundsätzlich hätte es jedoch durchaus zur Ansteckung kommen können. Pettenkofers Glück war wohl, daß er als wohlernährter Wissenschaftler einen günstigen pH-Wert im Magen aufwies: Seine Magensäure konnte den Bazillus knacken. Unterernährte Menschen aus schlechteren und unhygienischen Lebensverhältnissen fielen der Krankheit viel leichter zum Opfer.

Im Jahr 1893 gelang es Koch, aus abgetöteten Krankheitserregern einen Impfstoff gegen die Cholera herzustellen. Spätestens jetzt gab es keine Zweifel mehr an der tragenden Rolle der Komma-Bazillen. Man durchschaute die Infektionswege; die Miasmentheorie hatte endgültig ausgedient.

Die Sachverständigen fanden auch schnell den Grund für die zunächst unerklärliche Seuchengrenze zwischen Hamburg und Altona: Das von Preußen regierte Altona hatte sich eine eigene Sandfilteranlage zur Trinkwassergewinnung geleistet. In Hamburg jedoch strömten sämtliche Fäkalien der Stadt ungereinigt in die Elbe. Sie schaukelten in den heißen Sommertagen des Jahres 1892 auf dem Fluß hin und her und wurden anschließend – ungefiltert – in die Trinkwasserleitungen zurückgepumpt.

2. Die Cholera in der Gegenwart

Die beiden zurückliegenden Jahrhunderte brachten eine Reihe unerbittlicher weltweiter Choleraepidemien (Pandemien). Sechs solcher Pandemien haben seit 1817 die Menschheit heimgesucht. Die siebte Cholera-Pandemie wütete seit 1961. Ausgehend von Indonesien erreichte der Seuchenzug 1963 Bangladesh, 1964 Indien und die UdSSR, 1965 und 1966 den Iran und Irak. Im Jahr 1970 gelangte die Seuche – vermutlich per Flugzeug – nach Westafrika. Vereinzelte Fälle traten auch in einigen europäischen Ländern auf.

1991 tauchte die Cholera – nach fast einem Jahrhundert – wieder in Südamerika auf. Ausgehend von Peru breitete sie sich seit Ende Januar 1991 praktisch über ganz Süd- und Mittelamerika sowie in Mexiko aus. In Südamerika erkrankten im Jahr 1991 über 350.000 Personen an Cholera, über 3.600 starben.

Möglicherweise erleben wir derzeit den Beginn der achten Pandemie. Im November 1992 wütete in Südindien ein bis dahin unbekannter Erregertypus: »0139 Bengal«. 1993 hatte er sich bereits über ganz Indien und in China, Malaysia, Nepal, Pakistan und Sri Lanka ausgebreitet. Insgesamt trat die Seuche nach Angaben der WHO im Jahr 1994 weltweit in 94 Ländern auf. 1995 registrierte die WHO in der ersten Jahreshälfte bereits in 54 Ländern Cholerafälle.

Die zerstörerische Wirkung des Bakteriums im Körper

Heute wissen die Ärzte sehr genau, was das Bakterium im Körper des Menschen anrichtet. Der Erreger dringt stets durch den Mund in den Körper ein. Er gelangt in den Dünndarm und vermehrt sich dort rasch. Dabei bildet er ein Gift. Dieses verändert den Stoffwechsel der Darmzellen und zwingt sie, Wasser und Elektrolyte abzugeben. Die wäßrigen Durchfälle können dem Körper pro Tag bis zu 20 Liter Flüssigkeit entziehen. Da sich die Cholerabakterien nicht weiter im Körper ausbreiten, sind sie im Blut der Patienten nicht nachweisbar.

Inzwischen kennen Wissenschaftler zahlreiche Typen von Cholera-Bakterien, die verschieden gefährlich sind. Die gegenwärtige Pandemie löst eine Variante aus, die man 1905 in Leichnamen von Mekka-Pilgern entdeckte, die an Cholera verstorben waren. Vibrio eltor, so benannt nach einem Minarett in Mekka, tötet zwar »nur« bis zu 30 Prozent der unbehandelten Kranken, der Urtyp hingegen 70 Prozent. Doch besteht erhöhte Gefahr, sich mit Vibrio eltor zu infizieren: Die Erreger können länger außerhalb des menschlichen Körpers überleben. Sie nisten sich in Muschelkolonien und Algen ein und haben sich so einen weiteren, höchst wirksamen Ausbreitungsweg erschlossen.

Auch wer die Cholera einmal überstanden hat, ist künftig nicht gegen sie gefeit: Jeder neue Kontakt mit den Erregern kann wieder mit tödlichen Durchfall-

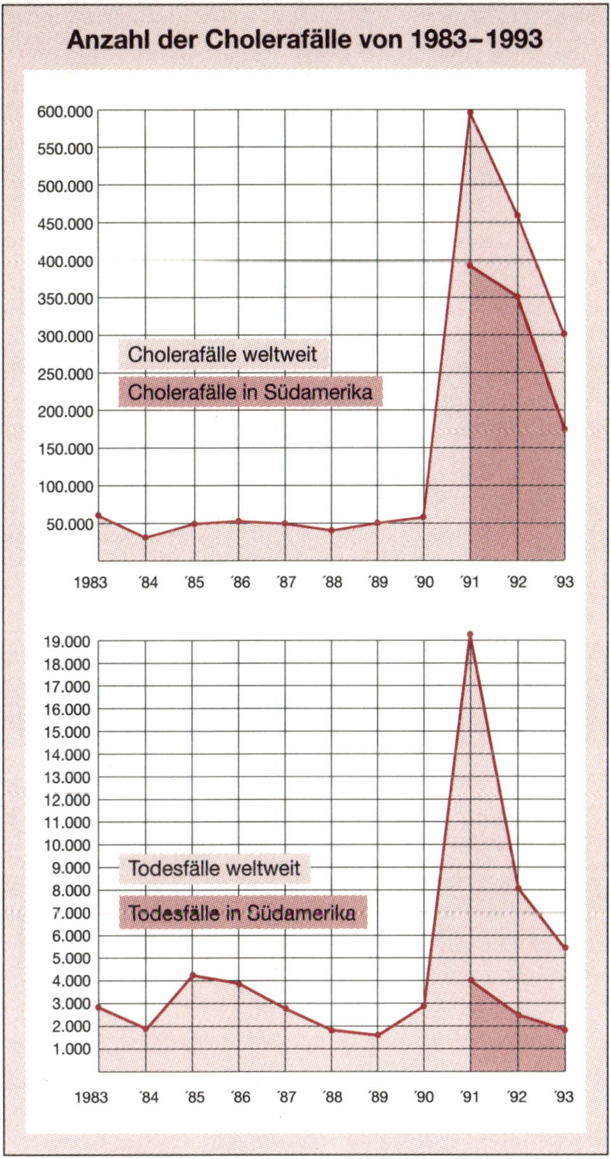

Anzahl der Cholerafälle von 1983–1993
600.000
550.000
500.000
450.000
400.000
350.000
300.000
250.000
200.000
150.000
100.000
50.000
Cholerafälle weltweit
Cholerafälle in Südamerika
1983
´84
´85
´86
´87
´88
´89
´90
´91
´92
´93
19.000
18.000
17.000
16.000
15.000
14.000
13.000
12.000
11.000
10.000
9.000
8.000
7.000
6.000
5.000
4.000
3.000
2.000
1.000
Todesfälle weltweit
Todesfälle in Südamerika
1983
´84
´85
´86
´87
´88
´89
´90
´91
´92
´93

krämpfen enden. Impfstoffe bieten nur kurzfristig Schutz und sind wegen ihrer Nebenwirkungen umstritten. Übertragen wird die Infektion oftmals durch den Menschen. Erkrankte scheiden die Erreger massenhaft aus. Selbst Genesene können manchmal noch bis zu Wochen und Monate nach Überstehen des Infekts Überträger sein.

Im Sommer 1994 entsetzte das Elend der Flüchtlinge von Ruanda die Welt. Über eine Million Menschen aus Ruanda campierten allein im zairischen Grenzort Goma. Dort stand anfangs nicht genügend sauberes Trinkwasser bereit. So holten sich die Flüchtlinge das Wasser aus dem nahen Kiwusee, in dem sie sich auch wuschen, ihre Notdurft verrichteten und in den sie ihre Toten warfen. Das bedeutete ideale Verbreitungsbedingungen für die Komma-Bazillen. Unzählige Menschen starben.

Die jüngste Cholera-Epidemie herrscht derzeit in den südlichen Landesteilen der Urkaine. Die WHO registrierte in den Provinzen Nikolajew und Kerson bis Mitte August 368 Fälle. Für die schnelle Ausbreitung der Infektion machen Experten die völlig unzureichenden hygienischen Verhältnisse verantwortlich. So werden die Abwässer in der Ukraine noch heute größtenteils ungeklärt in die Flüsse geleitet, die gleichzeitig vielen Menschen als Trinkwasser-Reservoir dienen. Folglich gelangen Krankheitskeime wie der Choleraerreger in die Nahrungskette und damit leicht zum Menschen.

Auch in Zukunft hat die Cholera dort die besten Chancen, wo viele Menschen unter unhygienischen Bedingungen auf engem Raum zusammenleben und Frisch- und Abwasser nicht sorgfältig getrennt werden. Dies gilt für viele Megastädte der Dritten Welt. Moderne Verkehrsmittel erleichtern es dem Erreger zudem, rund um die Welt zu reisen. Weltweit erliegen jährlich vier Millionen Menschen infektiösen Durchfallerkrankungen und davon mindestens 9.000 der Cholera.

Vorbeugungsmaßnahmen bei Reisen in Cholera-Länder

Bei einer Reise in ein Verbreitungsgebiet der Cholera gilt es, einige hygienische Grundsätze dringend zu beachten. Vor allem darf man nur abgekochtes Wasser trinken. Da der Choleraerreger Temperaturen über 70 Grad Celsius nicht übersteht, droht von Getränken wie Tee oder Kaffee keine Gefahr. Speiseeis oder Getränke mit Eiswürfeln sollten ebenso vermieden werden wie aufgewärmte Speisen.

Zu den gefährlichen Überträgern der Cholera zählen Meeresfrüchte, in erster Linie Krabben, Muscheln, Hummer und Krebse. Der Erreger wird mit den Ausscheidungen des Menschen in das Abwasser geschwemmt und gelangt von dort in die Nahrungskette. Gefahr droht auch von Gemüse, Obst und Salaten, die mit verunreinigtem Wasser in Kontakt kommen. Das geringste Infektionsrisiko bergen gebratenes Fleisch und alle Nahrungsmittel, die bei der Zubereitung stark erhitzt wurden und danach nicht mehr mit Wasser in Berührung kamen. Zudem sollte man nie in Gewässern baden, die möglicherweise durch Kot oder Küchenabfälle verunreinigt sein könnten.

Hauptsächliches Ansteckungsrisiko tragen die Abenteuer-, Rucksack- oder Trekking-Reisenden, die sich in tropischen oder subtropischen Verbreitungsgebieten der Cholera aufhalten. Wenn ein Reisender – trotz aller Vorsicht – an starkem Durchfall leidet, steckt jedoch in den seltensten Fällen die Cholera dahinter. Auch zahlreiche andere Bakterien, Viren oder parasitische Würmer können Durchfallerkrankungen verursachen. Bei schweren Durchfällen sollte man aber auf jeden Fall ein Arzt aufsuchen.

IV. Lepra: Geächtete Kranke

Als Schreckensbild körperlicher Verunstaltung und gesellschaftlicher Ächtung hat sich die Lepra tief in das menschliche Gedächtnis eingeprägt. Einst war die Erkrankung auf allen Kontinenten verbreitet; die Menschheit fürchtete sie immer und überall als besonders widerwärtige Geißel. Aus dem Bewußtsein der Menschen in unseren Breiten jedoch verschwand die Lepra mittlerweile fast völlig. In 79 Ländern der Welt stellt sie aber auch heute noch ein bedrückendes Gesundheitsproblem dar. Das entstellende Leiden sucht besonders die ärmsten Bevölkerungsschichten heim. 600.000 Leprapatienten werden Jahr für Jahr in der Welt registriert.

1. Denunziation und Zwangsisolation – das Schicksal der Aussätzigen im Mittelalter

Die Frage nach dem Ursprung der Lepra wirft außerordentlich viele Interpretationsprobleme und wissenschaftliche Spekulationen auf. Die Unsicherheit der Medizinhistoriker beginnt bereits mit dem Versuch, das erste Auftauchen der Lepra im Abendland zeitlich zu fixieren. Möglicherweise bezeichnet das mit »Aussatz« übersetzte alte hebräische Wort aus den fünf Büchern Mose die Krankheit, die wir heute Lepra nennen. Offenbar trat sie schon lange vor der christlichen Zeitrechnung in Indien, vielleicht auch in China auf.

Der erste Text, der nach Meinung der Historiker mit Sicherheit auf die Lepra Bezug nimmt, ist die um 600 v. Chr. in Indien geschriebene Lehrsammlung Susruta Samhita. Eindeutig nachweisen konnte man die Lepra erstmals bei einer koptischen Mumie, die in Oberägypten im sechsten Jahrhundert n. Chr. einbalsamiert wurde. Von ihrem möglichen Ursprungsland Indien aus soll

Lepra

Die Lepra, auch Aussatz genannt, betrifft als Infektionskrankheit vorwiegend die Haut und das periphere Nervensystem.
Der Erreger, ein stäbchenförmiges Bakterium, heißt Mycobacterium leprae. In seinem Aussehen, seiner Färbbarkeit und Säurefestigkeit entspricht es genau den Tuberkulose-Bakterien. Im Unterschied zu ihnen lassen sich Leprabakterien jedoch nicht auf Nährmedien oder in Zellkulturen züchten. Eine kontrollierte Vermehrung des Erregers können Forscher nur in der Pfote von Mäusen und in Gürteltieren bewerkstelligen.
Die Lepra war früher weltweit verbreitet. Heute existiert sie noch in Afrika, Asien und Lateinamerika. Ärzte unterscheiden die lepromatöse von der tuberkuloiden Lepra. Es gibt jedoch auch zahlreiche Übergangs- und Grenzformen.
Das Einatmen von bazillengeladenem Staub gilt derzeit als der wahrscheinlichste Übertragungsweg. Durch die gesunde, unverletzte Haut können die Leprabazillen nach dem heutigen Stand der Forschung nicht eindringen. Eine erfolgreiche Behandlung versprechen Antibiotika (Kombinationstherapie).

die Krankheit nach Osten in den ganzen südostasiatischen Raum, nach Indonesien und Japan vorgedrungen sein. Mit den Kriegern des Darius und Alexander erreichte sie den Nahen Osten und schließlich den Westen. Die Phönizier verbreiteten die Lepra darauf vermutlich im gesamten Mittelmeeraum. In das Herz Europas gelangte sie mit den römischen Legionen. Für neue Infektionsschübe sorgten später die maurischen Einfälle und die aus Jersusalem heimkehrenden Kreuzfahrer. Bereits im Frühmittelalter, so meinen Historiker, hatte sich die Lepra in Westeuropa festgesetzt. Vom 12. und 13. Jahrhundert an galt sie als alltägliche Erscheinung.

Chronisten dokumentieren ausführlich, wie die mittelalterliche Gesellschaft mit den bedauernswerten Kranken verfuhr. Kaum daß man die »Mieselsucht« in einem frühen Stadium erkannt hatte, folgte die Denunziation der Betroffenen. Denn wer eine Hautkrankheit bei einem Nachbarn, einem Verwandten oder bei seinem Ehegatten bemerkte, mußte dies der zuständigen weltlichen oder geistlichen Behörde unverzüglich melden. Daraufhin tagte ein Gericht über den Fall; der Aussatzverdächtige hatte sich einem Tribunal zu stellen, dem ein Arzt, ein Vogt und ein Priester angehörten. Der Angeklagte durfte sich von Familienangehörigen oder, sofern er es sich leisten konnte, von einem Anwalt beistehen lassen.

Vor Gericht untersuchte man zunächst gründlich die Haut des Patienten; danach standen zahlreiche Tests zur weiteren Beurteilung zur Auswahl. Der Kranke wurde beispielsweise dem Mondlicht ausgesetzt: zeigten sich zahlreiche Farbschattierungen, galt er als leprös; die Haut des Gesunden sollte blaß erscheinen. In einem anderen Verfahren streute man Bleischlacke auf den Urin: im Krankheitsfall sollte sie auf der Oberfläche schwimmen, ansonsten auf den Grund des Gefäßes sinken. Auch das Blut Lepraverdächtiger untersuchte man mit den verschiedensten Methoden. Wurde es beispielsweise mit dem Wasser einer bestimmten Quelle verrührt, sollte es beim Leprakranken verklumpen, beim Gesunden jedoch rein und leuchtend rot bleiben. Auch die beim Leprakranken tatsächlich gestörte Hautsensibilität zogen die Richter bei der Urteilsfindung zu Rate: Zeigte der Betroffene keine Reaktion, wenn man ihm in die Ferse stach oder ihn auf eine kalte Marmorplatte legte, galt er als aussätzig. Die Auslegung solcher Untersuchungsergebnisse geriet notwendigerweise subjektiv. Die in den zahlreichen Aussätzigenprozessen für krank Befundenen hatten das Recht, die Entscheidung anzufechten. Doch die Richter entschieden selten auf Freispruch.

Dem Urteil eines weltlichen und geistlichen Gerichts auf Lepra folgte die Vollstreckung: Die Aussätzigen wurden sowohl von der Gemeinschaft der Gläubigen als auch von jeglichem Gemeinschaftsleben ausgeschlossen. Mancherorts feierte man sogar eine Totenmesse für den Leprakranken. Dabei nahm ein Priester, gekleidet in das liturgische Gewand für Trauerfeiern, den Betroffenen auf dem Vorplatz der Kirche in Empfang. Er geleitete ihn in die schwarz ausdrapierte Kirche und las für ihn die Totenmesse. Schließlich wurde der Kranke mit einem schwarzen Schleier zugedeckt und aufgefordert,

Behandlungsversuche der Ärzte im Mittelalter

Die Ärzte des Mittelalters entwickelten ebenso vielfältige wie nutzlose Therapieversuche. Sie badeten die Kranken häufig, verbanden ihre Wunden mit abgenutzten Stoffstücken oder bestrichen die nässenden Geschwüre mit aromatischen Salben und Balsam. Mit getrockneten und zerstoßenen Vipern deckte man ihre Flechten ab oder es wurden Hühner auf den Speiseplan gesetzt, die zuvor mit Vipern gemästet worden waren.

Seltener fand auch das Verfahren der Kastration Anwendung. Die Ärzten rechtfertigten es damit, daß Leprakranke – wie in alten Schriften nachzulesen sei – »von einem außergewöhnlichen und unerträglichen Geschlechtstrieb verfolgt« würden. Ihre ungezügelten Triebe, dachte man, würden ihre Beschwerden verschlimmern. Die Kastrationen heile »diese unstillbaren Gelüste« und diene der »Ehre der Nachwelt, der Art«.

sich auf den Boden zu legen. Jetzt streute man ein paar Schaufeln Erde über ihn. Diesen symbolischen Brauch ersetzte an anderen Orten eine noch grausamere Sitte: Während einer simulierten Beerdigung, zu der man sich in einer Prozession auf den Friedhof begab, ließ man die Unglücklichen für kurze Zeit in ein richtiges Grab hinunter.

Nach diesem Ausschluß aus der Kirche verstieß man den Kranken aus der Gemeinde und zwangsisolierte ihn in einem Leprosenhaus. Ab der Mitte des 12. Jahrhunderts wuchs die Zahl der Leprosorien in Europa. Häufig kamen sie in den Genuß von Grundschenkungen, die ihre Existenz sichern sollten. So bedachte König Ludwig VIII. in seinem Testament von 1225 die 2.000 Leprosorien Frankreichs mit einer großzügigen Stiftung.

In den Anstalten führten die Kranken ein entsagungsvolles Leben. Sie arbeiten, soweit sie es vermochten. Es gab keine Möglichkeit, ein Familienleben zu führen. Nur gelegentlich durften Kranke das Leprosorium verlassen, allerdings nur, wenn sie unzählige Auflagen erfüllten. Viele Städte hielten ihre Tore dennoch streng vor ihnen verschlossen. Aussätzigen war es verboten, in Flüssen zu baden oder barfuß zu laufen: Sie sollten Wasser und Boden nicht infizieren. Sie durften nur Getränke zu sich nehmen, die mildtätige Spender in ein Fäßchen gossen, das die Kranken bei sich trugen. Bei Gesprächen mit Passanten mußten sie sich so zum Wind stellten, daß sie ihr Gegenüber nicht ihren Ausdünstungen aussetzten. Der Messe konnten sie nur von weitem beiwohnen, die Kommunion nur erhalten, wenn ihnen der Priester die Hostie auf dem Ende eines Brettchens reichte. Eine besondere Kleidung oder auffällige Markierung kennzeichnete sie schon von weitem als Lepröse; ihr Nahen mußten sie durch eine Klapper ankündigen.

Der Ausschluß aus dem weltlichen Leben bedeutete auch die Aufhebung aller bürgerlichen Rechte. Der Ehebund des Leprakranken galt als nichtig, er durfte nicht vor Gericht auftreten und kein Testament machen. Beendete der Tod schließlich das traurige Leben des Kranken, waren dem Verstorbenen nicht einmal die üblichen Trauerfeierlichkeiten sicher. Man bestattete den Leichnam nicht auf dem christlichen Friedhof, sondern auf einem eigenen Gelände innerhalb des Leprosoriums.

2. Das Zukunftsziel: Ausrottung der Lepra

Seit 1873 kennt man das Bakterium, das die Lepra auslöst. Den Mikroorganismus entdeckte Armauer Hansen, damals Assistenzarzt an einem Lepraspital in Bergen an der norwegischen Westküste. Er fand die nur ein bis fünf Mikrometer langen und 0,2 bis 0,8 Mikrometer dünnen Stäbchen in der Haut und im Nasenschleim seiner Patienten. Niemals aber konnte er sie bei gesunden Familienmitgliedern nachweisen. Der Verdacht lag damit nahe, daß die Bakterien die Krankheit verursachen. Um wirklich sicher zu gehen, wiederholte Hansen seine mikroskopischen Untersuchungen immer wieder und veröffentlichte seine sensationellen Befunde erst eineinhalb Jahre nach seiner ersten Beobachtung. Zwei deutsche Gelehrte, Robert Koch aus Berlin und Albert Neisser aus Breslau, halfen Hansen dabei, die Leprabakterien so anzufärben, daß sie eindeutig identifizierbar waren. Bei seinen Vorgesetzten stieß Hansen jedoch zunächst auf Unverständnis. Sie hielten die Lepra nach wie vor für eine Erbkrankheit.

Das Leprabakterium, das dem Tuberkulose-Erreger stark ähnelt, birgt einige Besonderheiten. Es vermehrt sich beispielsweise außerordentlich langsam. Bis sich ein Erreger verdoppelt, vergehen bis zu drei Wochen. Bei anderen Mitgliedern dieser Familie von Krankheitserregern beträgt die Verdopplungszeit nur einige Tage, bei weiteren Bakterienarten gar nur wenige Minuten.

Weltweite Verbreitung von Lepra

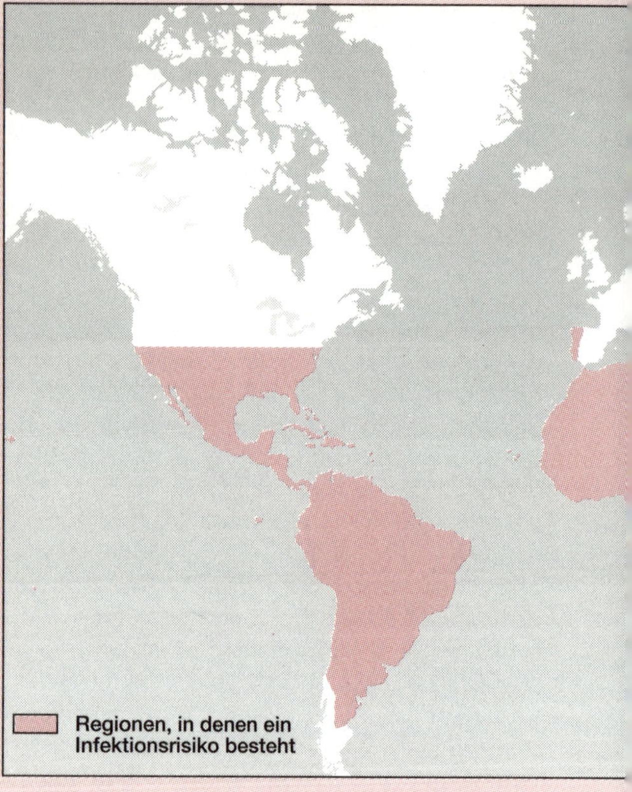

Diese Trägheit des Erregers erklärt, warum die Krankheit sich nur langsam über die Jahre hinweg entwickelt. Die genaue Inkubationszeit kennt man nicht; sie kann zwischen drei Monaten und 40 Jahren dauern.

Der Lepraerreger befällt bevorzugt eine besondere Zellart, die Schwannschen Zellen. Diese sind hochspezialisiert, umgeben die Nervenzelle wie ein schützender

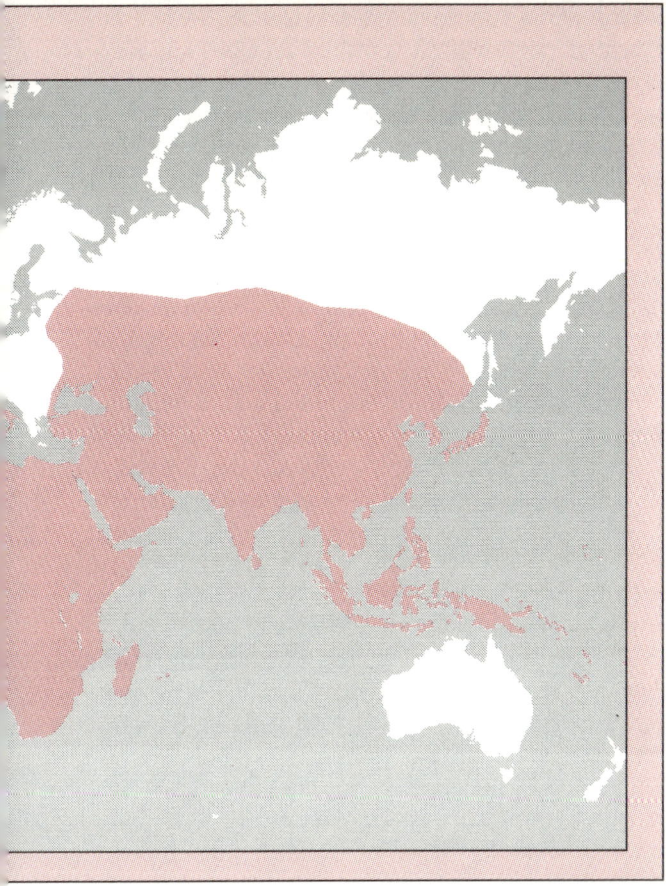

Mantel und ernähren sie. Dringt der Lepra-Erreger in eine Schwannsche Zelle ein, gerät sie aus ihrem biochemischen Gleichgewicht. Sie beginnt, entzündungsfördernde Substanzen zu bilden. Die Schwannschen Zellen werden undicht; sie ernähren die Nervenzelle nicht mehr ordnungsgemäß. Als Folge davon schränken die Nervenzellen ihre Arbeit mehr und mehr ein. All dies spielt sich im Frühstadium vorwiegend in der Haut ab. Deshalb beeinträchtigt die Krankheit vor allem jene Nervenfasern, die Empfindungen wie Hitze, Kälte oder Schmerzen vermitteln. Im Spätstadium überschwemmen die Mykobakterien den gesamten Körper. Ein Milliliter Blut enthält dann bis zu 100.000 Leprabakterien, ein Gramm Haut bis zu einer Milliarde. Ist die Erkrankung erst so weit fortgeschritten, sind als Folge von zerstörten Nervenfasern und Blutgefäßen ganze Körperpartien zerfressen, verfault und verstümmelt. Wird den heimtückischen Bakterien nicht frühzeitig Einhalt geboten, dann folgen automatisch schwere Deformationen der Gliedmaßen. Ein Viertel aller Betroffenen erleidet derartige Verstümmelungen.

Je nachdem, wie stark oder schwach das Immunsystem eines Menschen gegen die Eindringlinge kämpft, kann die Lepra einen unterschiedlichen Verlauf nehmen. Bei Menschen, die den Leprabazillen überhaupt keine Abwehrkräfte mehr entgegensetzen, entwickelt sich die Krankheit wie die oben beschriebene »tuberkuloide Lepra«. Die Ansteckung erfolgt hauptsächlich durch andere Erkrankte. Die vom Erreger befallenen Körperstellen besitzen immer noch Gefühl. In Hautabstrichen finden die Ärzte zahlreiche Bakterien.

Bei Menschen mit einem besser gerüsteten Immunsystem entwickelt sich die »lepromatöse Lepra«. Diese Form tritt am häufigsten auf, ist vergleichsweise harmlos und gewöhnlich nicht ansteckend. 70 bis 80 Prozent aller Leprafälle gehören in diese Kategorie. Oft macht sich lediglich ein einzelner Fleck auf der Haut bemerkbar. Die Patienten verlieren an dieser Stelle das Gefühl. Dies hilft dem Arzt bei seiner Diagnose; denn in den Hautabstrichen dieser Patienten finden sich häufig keine Bazillen. Unhygienische und enge Lebensbedingungen tragen zur Verbreitung der Lepra bei. Unterernährung und ein schwaches Immunsystem begünstigen die Ansteckung.

Anzahl der registrierten Leprafälle weltweit
von 1985–1993

Region	1985	1990	1993	Veränderungen zwischen 1985 und 1993 in %
Asien	3.812.049	2.793.017	1.708.528	- 55%
Afrika	987.607	482.669	194.666	- 80%
Süd-amerika	305.999	301.704	313.446	+ 3%
Pazifik	245.753	125.739	67.067	- 63%
Europa	16.794	7.246	7.874	- 53%
Weltweit	5.368.202	3.710.375	2.291.581	- 57%

Entgegen allen Klischees handelt es sich bei der Lepra nicht um eine Tropenkrankheit. Sie war – und ist es zum Teil heute noch – auf allen Kontinenten und in allen Klimazonen beheimatet. Selbst in Europa kommt die Lepra noch vor: Nach einem Bericht der WHO aus dem Jahr 1993 sind in Europa 7.874 Leprapatienten registriert. Die Hälfte von ihnen lebt in der Türkei, etwa fünf Prozent in Italien. Selbst in England wurde das letzte Leprakrankenhaus erst 1968 geschlossen.

Eine dramatische Veränderung brachte die Einführung der Kombinationstherapie (MDT, Multidrugtherapie) mit mehreren Medikamenten (Dapson, Rifampizin und Clofazimin). Im Jahr 1981 erklärte die WHO die MDT zur Standardtherapie. Sie heilt Patienten sehr rasch, unterbricht die Übertragungswege und läßt auf die gänzliche Ausrottung der Lepra hoffen.

Die Hoffnung scheint berechtigt. Mit der Kombinationstherapie gelang es Ärzten, weltweit bereits Millionen von Menschen zu heilen. Die Anzahl registrierter Leprafälle fiel von über 5,3 Millionen im Jahre 1985 auf rund 2,3 Millionen im Jahre 1993. Da aber viele Leprafälle noch immer unentdeckt bleiben, gehen die Experten von einer sehr viel höheren Dunkelziffer aus.

Bis zum Jahr 2000, so das erklärte Ziel der WHO, soll die Lepra weltweit ausgerottet sein. Konkret bedeutet das: weniger als ein Krankheitsfall pro 10.000 Einwohner. Gegenwärtig erkranken noch 3,1 Personen pro 10.000 Einwohner – noch vor fünf Jahren zählte man allerdings 7,1 Menschen.

Nicht medizinische, sondern gesundheitspolitische Probleme gefährden das Ziel. In vielen Ländern der Dritten Welt hat die Leprakontrolle nur einen niedrigen Stellenwert, hinzu kommen eine schlechte Infrastruktur des Gesundheitswesens und ein Mangel an gut ausgebildetem Personal. Zu den weiteren Erschwernissen zählen das der Lepra anhaftende Stigma sowie die mangelnden Kenntnisse der Gesundheitsdienste über die frühen Zeichen der Krankheit. Experten befürchten deshalb, daß trotz der guten Behandlungsmöglichkeiten das Bild der fortschreitenden und zur unwiderruflichen körperlichen Verstümmelung führenden Lepra noch lange bestehen bleiben wird.

V. Tuberkulose – Die Weiße Pest

So explosiv und apokalyptisch wie die Pest ist die Tuberkulose nie aufgetreten. Dennoch begleitet uns die »Weiße Pest« beharrlich über die Jahrtausende hinweg. Noch bis zum Anfang des 20. Jahrhunderts galt die »Schwindsucht« als Todesursache Nummer Eins in den Vereinigten Staaten und Westeuropa. Bis in die fünfziger Jahre hinein behauptete die Krankheit Platz Zwei in der Sterbestatistik. Doch die Entwicklung wirksamer Medikamente hat dazu geführt, daß die Tuberkulose, kurz Tb oder Tbc genannt, bei uns in Vergessenheit geraten ist.

In Ländern der Dritten Welt aber wütet die Seuche nach wie vor: Auch heute noch fordert die Tuberkulose weltweit mehr Opfer als jede andere Infektionskrankheit, mehr als Malaria, mehr als Aids. Nahezu drei Millionen Menschen siechen Jahr für Jahr dahin; rund ein Drittel der Menschheit ist infiziert! Die Krankheit betrifft vor allem junge Menschen im Alter zwischen 15 und 44 Jahren. Und die Bedrohung durch die Weiße Pest nimmt zu. Vor allem in den Entwicklungsländern steigen die Zahlen der Erkrankten, aber auch in den Vereinigten Staaten, in Westeuropa und in Gebieten der früheren Sowjetunion.

1. Das romantische Fieber

An Tuberkulose litten und starben die Menschen schon vor Jahrtausenden. Spuren dieser Krankheit wiesen Forscher bei Skeletten aus der Jungsteinzeit und bei Mumien aus dem alten Ägypten nach. Auch in Schriften der altindischen Medizin hat man Schilderungen der Krankheit gefunden. In der Antike beschrieben der griechische Arzt Hippokrates und der Naturforscher und Philosoph

Aristoteles die Phthisis, wie die Tuberkulose auch heute noch genannt wird.

Bereits Aristoteles ahnte die Ansteckungsgefahr der Krankheit. »Weshalb werden diejenigen von Schwindsucht...ergiffen, die mit einem damit Behafteten verkehren?«, fragte er um 350 v. Chr. Seine eigene Antwort: »Die Schwindsucht bewirkt dies, weil sie einen schlechten und schweren Hauch verbreitet.«

Daß nicht giftige Dämpfe, sondern ein dem Auge verborgener Erreger die Ansteckung verursacht, blieb bis ins 19. Jahrhundert für die meisten Menschen unvorstellbar. Solange jedoch die wahre Natur ihrer Entstehung und Verbreitung im Dunkeln lag, konnte auch keine Heilmethode entwickelt werden. Die Mediziner behalfen sich über Jahrhunderte hinweg mit der Behandlung von Symptomen. Bereits der kaiserliche Leibarzt Galen (129 bis 199 n. Chr.) schickte lungenkranke Patienten aus Rom in Klimakurorte – eine Therapieform, die man im Europa des letzten Jahrhunderts zu neuem Leben erweckte.

Im 19. Jahrhundert breitete sich die Tuberkulose massiv aus. Dieser Zeitraum ging als das »Jahrhundert der Schwindsucht« in die Geschichte ein. Als Ursachen gelten der Frühkapitalismus mit seiner zunehmenden Verstädterung und Slumbildung, Armut, Unterernährung und mangelnden Hygiene. All dies bot der Schwindsucht einen idealen Nährboden. Überall dort, wo viele Menschen auf engem Raum und im Elend lebten, konnte sich die Seuche ungehindert ausbreiten. Heute weiß man, daß ein einziger an offener Tuberkulose Erkrankter in einem Jahr statistisch etwa zehn Mitmenschen anstecken kann. Die Tuberkulose expandierte zur Volksseuche, und die Todesziffern uferten schnell aus. Um die Jahrhundertwende starb jeder vierte Erwachsene in den Großstädten Europas und den Vereinigten Staaten an dem Leiden.

Zumeist traf es junge Menschen. In der Literatur des 19. Jahrhunderts häufen sich die Beschreibungen von

Tuberkulose

Die Tuberkulose (Tb oder Tbc), auch Schwindsucht, Weiße Pest oder Auszehrung genannt, wird durch die Infektion mit einem Bakterium hervorgerufen. Sie ist weltweit verbreitet.

Der Erreger, fast immer das Mycobacterium tuberculosis, wird in der Regel von Patienten mit offener Lungentuberkulose über eine Tröpfcheninfektion (das heißt über die Atemluft) übertragen. Doch nicht jeder, der sich ansteckt, erkrankt. Bei 90 Prozent der Infizierten nistet sich das Bakterium im Körper ein, führt aber nicht zu Krankheitssymptomen. Bei zehn Prozent kommt es – oft erst nach Jahren – zu Entzündungen, die jedes Organ befallen können. Lungentuberkulose tritt am häufigsten auf. Oft folgt darauf eine Gehirnhautentzündung.

Zu Beginn zeigen die Erkrankten nur eine leicht erhöhte Temperatur, sie schwitzen, fühlen sich träge, haben keinen Appetit und leiden unter Reizhusten. Später steigt das Fieber, es kommt zu Erbrechen und Kopfschmerzen. Typischerweise hustet der Patient Blut aus. Die Sterblichkeit liegt bei rund zehn Prozent, in manchen Ländern aber um ein Vielfaches höher.

Bei der Diagnose weist man die Bakterien direkt nach. Ein Tuberkulin-Test am Patienten bringt erst nach sechs bis acht Wochen Resultate.

Eine Vorbeugung ermöglicht die sogenannte BCG-Impfung, die sich bei uns jedoch nur für Risikogruppen empfiehlt. Sie wirkt drei bis zehn Jahre lang. Eine Heilbehandlung der Tuberkulose muß mit mindestens drei bis vier verschiedenen Medikamenten gleichzeitig und über einen Mindestzeitraum von sechs Monaten erfolgen.

Schicksalen der früh Verstorbenen, z. B. in »Die Kameliendame« von Dumas oder »Ein Winter auf Mallorca« von George Sand, die ihren todkranken Geliebten Frédéric Chopin begleitete. Die Lungentuberkulose galt als Krankheit der Übersensiblen, der Hochbegabten und von der Leidenschaft Verzehrten. Zu den berühmten Künstlern, die an der Schwindsucht starben, gehörten der Dichter Christian Morgenstern (1871 bis 1914), der italienische Maler Amedeo Modigliani (1884 bis 1920) und der Schriftsteller Franz Kafka (1883 bis 1924). Tuberkulose und Melancholie schienen zusammen zu gehören, die Schwindsucht erschien als »romantische Krankheit«, die das Empfindsame, Schöpferische und Sinnliche im Menschen steigerte.

Thomas Mann schildert in seinem Roman »Der Zauberberg«, der 1924 erschien, das Schicksal eines jungen Patienten, der eine Freiluftkur im schweizerischen Davos verbringt. Frische Luft und Bettruhe stellten bis in dieses Jahrhundert hinein die wesentlichen Elemente der Kur in einem Lungensanatorium dar. Zudem glaubte man, die Tuberkulose sei dort zu heilen, wo sie normalerweise nicht vorkomme, an hochgelegenen, »immunen« Orten. Ab 1938 wurde die Bevölkerung mit mobilen Röntgengeräten reihenweise durchleuchtet, um die

Entdeckung des Tuberkelbazillus

Bereits vier Jahrhunderte vor der Entdeckung des Tuberkulose-Erregers – und lange Zeit vor dem ersten Mikroskop – enwickelte der italienische Arzt Geralmo Fracastoro (1478 bis 1553) eine Theorie zur Übertragung der Tuberkulose. Fracastoro hielt Mikropartikel für die Überträger und schrieb: »Wir müssen davon ausgehen, daß es Ansteckungskeime gibt und daß diese Keime eine außerordentliche Affinität für die Lungensubstanz zeigen.« Mit dieser Erkenntnis war der Gelehrte seiner Zeit weit voraus. Erst 1658 wurden die Tuberkel (lat. tuberculum: kleine Schwellung) entdeckt, also die durch Tuberkulose-Erreger hervorgerufenen Gewebsveränderungen in der Lunge. 1865 übertrug der französische Militärarzt Jean-Antoine Villemin (1827 bis 1892) Tuberkulose von einem Menschen auf ein Tier. Damit bewies er, daß die Krankheit infektiös ist.

Eine wissenschaftliche Sensation war die Entdekkung des Tuberkulose-Erregers durch den deutschen Arzt und Bakteriologen Robert Koch (1843 bis 1910) im Jahre 1882. Der Leiter des Instituts für Infektionskrankheiten in Berlin und spätere Medizin-Nobelpreisträger gilt als Begründer der modernen Bakteriologie. Koch entwarf als allererster Wissenschaftler Regeln, nach denen man zwischen echten Krankheitserregern und Verunreinigungen oder zufällig vorhandenen Mikroben unterscheiden konnte. Seine Postulate gelten bis zum heutigen Tage. Auch bei der Erforschung von anderen Infektionskrankheiten kam Koch zu bahnbrechenden neuen Erkenntnissen. 1876 klärte er die Lebensweise des Milzbrandbazillus auf und wies ihn als Erreger der Krankheit nach. 1883 entdeckte er den Choleraerreger.

Koch isolierte den Verursacher der Schwindsucht und gab ihm den Namen Tuberkelbazillus. 1890 stellte er als erstes Tuberkulose-Medikament sein »Tuberkulin« vor. Die Flüssigkeit aus Stoffwechselprodukten und löslichen Extrakten von Tuberkelbazillen erfüllte die Hoffnungen jedoch nicht. Einsatz findet sie aber auch heute noch im »Tuberkulintest«: Führt ein Einstich des Medikaments eine Hautreaktion hervor, dann gilt der Untersuchte als infiziert.

Tuberkulose frühzeitig zu erkennen. Eine Heilung der Krankheit ermöglichte jedoch erst die Entwicklung der Antibiotika nach dem Zweiten Weltkrieg.

2. Der Kampf gegen die Schwindsucht

Die Tuberkulose gilt heute als eine der am besten erforschten menschlichen Krankheiten. Meist entsteht sie durch den Erreger Mycobacterium tuberculosis, in Ländern mit Tuberkulose-durchseuchten Rinderbeständen auch durch Mycobacterium bovis. Letzterer ruft bei Rindern Tuberkulose hervor und kann den Menschen über die Kuhmilch infizieren. Mycobacterium africanum tritt fast nur in einigen Ländern Afrikas auf.

Mycobakterien schützen sich durch eine sehr dicke Zellwand, in die Glykolipide und Wachse eingelagert sind. So trotzen sie chemischen und physikalischen Einwirkungen und den Angriffen durch das Immunsystem. Zerstört werden können sie jedoch durch UV-Licht und Erhitzen über 90 Grad Celsius.

Die Ansteckung mit Mycobacterium tuberculosis erfolgt in der Regel durch eine Tröpfcheninfektion. Die Erreger gelangen in die Lunge und werden dort von spezialisierten Immunzellen, den Makrophagen, aufgenommen. Trinkt ein Mensch infektiöse Milch, gelangen die Erreger zunächst in den Darm. Die dadurch verursachte primäre Darmtuberkulose ist in allen Ländern, in denen die Rindertuberkulose ausgerottet wurde, praktisch verschwunden. Die Makrophagen in der Lunge aktivieren andere Immunzellen. Es bilden sich Entzündungsherde, sogenannte Granulome. Diese Herde heilen ab, werden mit Bindegewebe umgeben und verkalken gelegentlich. Bei 90 Prozent aller Infizierten endet damit die Infektion bereits.

Bei den anderen Infizierten geht die Krankheit sofort (nach vier bis zwölf Wochen) oder aber erst nach Jahren in die eigentliche Organtuberkulose über. Dies geschieht immer dann, wenn die Abwehr des Körpers geschwächt ist: bei Unterernährung, Alkoholismus, Diabetes und anderen chronischen Krankheiten, einer HIV-Infektion oder Altersschwäche. Die Bakterien, die in den Granulomen eine Art Winterschlaf gehalten haben, werden aktiv und vermehren sich. Sie zerstören Lungengewebe, Flüssigkeit sammelt sich an; in der Lunge entsteht ein Hohl-

Tuberkuloseimpfung

1908 entwickelten die französischen Bakteriologen Albert Calmette und Camille Guérin einen Tuberkulose-Impfstoff, der auch heute noch benutzt wird. Er besteht vor allem aus abgeschwächten Erregern der Rindertuberkulose. Die BCG-Impfung wird hierzulande Personen empfohlen, die ein hohes Ansteckungsrisiko haben wie Ärzte, Pfleger, Tierärzte und Menschen, die in der Umgebung von Tuberkulosekranken leben. Bereits Neugeborene können einen Impfschutz erhalten. Er bleibt drei bis zehn Jahre erhalten. Die Impfung hilft dem Immunsystem, den Erreger einzudämmen und seine Ausbreitung zu verhindern. Die BCG-Impfung kann aber wahrscheinlich weder die Infektion verhindern noch eine Beseitigung des Erregers bewirken.
Zur Eindämmung der Tuberkulose in den Industrieländern haben zahlreiche Maßnahmen beigetragen: die konsequente Isolierung von offen Tuberkulösen in Sanatorien, die Verbesserung der Wohnverhältnisse, Hygiene und Ernährung. Auch das Pasteurisieren der Milch, die Bekämpfung der Rindertuberkulose und die Einführung einer obligatorischen Impfung in zahlreichen Ländern wirkte sich positiv aus.

raum, die Kaverne. Die Patienten keuchen tief und husten Blut aus. Bei einer offenen Tuberkulose enthält das ausgehustete Gewebe ansteckende Keime. Von den primären Herden aus können die Bakterien über die Blutbahn in alle Organe geschwemmt werden. Unbehandelt endet die Tuberkulose bei der Hälfte der Betroffenen mit dem Tod.

3. Ein Irrtum mit Folgen

Die Tuberkulose wurde schließlich so weit zurückgedrängt, daß sie in Deutschland und anderen Ländern mit hohem medizinischen Standard seit den sechziger Jahren schon fast in Vergessenheit geriet. Weltweit sind aber immer noch fast zwei Milliarden Menschen infiziert, vor allem in den Elendsvierteln der Dritten Welt. In Gegen-

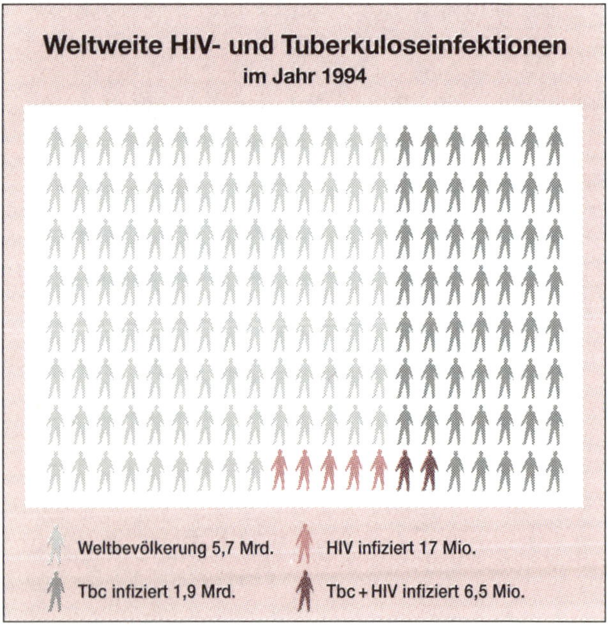

Multiresistenz

Bei einer akuten Tuberkulose kommen im Körper des Patienten verschiedene Populationen des Tuberkulose-Erregers vor. Sie reagieren unterschiedlich empfindlich auf eine Behandlung mit Tuberkulose-Medikamenten, den sogenannten Tuberkulostatika. Es hat sich gezeigt, daß sich bei einer Therapie mit einem einzigen Medikament einzelne Bakterienstämme behaupten können – sie werden gegen dieses Medikament resistent. Daher ist es notwendig, eine Kombination von mindestens drei bis vier Medikamenten sechs bis zwölf Monate hindurch einzusetzen. Nur bei strenger Einhaltung dieses Therapie-Protokolls liegt die Wahrscheinlichkeit einer Heilung bei über 90 Prozent.
In den letzten Jahren beobachteten die Ärzte immer häufiger Populationen des Tuberkulose-Erregers, die gleich gegen mehrere Medikamente resistent sind. Sie werden MDR-Stämme (multi drug resistant) genannt. 1991 wiesen in New York 20 Prozent aller Erreger, die aus Tuberkulose-Patienten isoliert wurden, gegen die – am weitest verbreiteten – Tuberkulose-Medikamente Isoniazid und Rifampicin Resistenz auf. Bei einer MDR-Tuberkulose verschlechtern sich die Überlebenschancen der Patienten erheblich.
Amerikanische Ärzte machen für diese Multiresistenzen unter anderem diejenigen Patienten verantwortlich, die die Chemotherapie nur ungenügend einhalten. Denn wer die Therapie vorzeitig abbricht, riskiert einen Rückfall und züchtet somit multiresistente Erregerstämme heran. In Westeuropa sind multiresistente Stämme bislang jedoch nur vereinzelt aufgetreten.

den wie Südostasien und dem südlichen Afrika mangelt es sowohl an sozialen Verbesserungen wie auch an ausreichend Medikamenten, um der Seuche Herr zu werden. Experten fürchten, daß im Laufe der neunziger Jahre etwa 30 Millionen Menschen an Tuberkulose sterben werden.

Neben Armut begünstigt auch Aids den Ausbruch der Schwindsucht. Die Kombination einer Tuberkulose-Infektion mit der Immunschwäche erhöht nicht nur die Tuberkulose-Gefahr für die Patienten selbst, sondern gleichzeitig die Ansteckungsgefahr für die Umwelt.

Die Tuberkulose ist mittlerweile auch wieder in jene Länder zurückgekehrt, die glaubten, die Gefahr ein für allemal gebannt zu haben. In den Vereinigten Staaten etwa haben in den letzten zehn Jahren die Tuberkulosefälle um rund 20 Prozent zugenommen. Hierfür werden einerseits die durch Einwanderer eingeschleppten Erkrankungen verantwortlich gemacht, andererseits die Zunahme der HIV-Infektionen. Daneben gibt es aber noch andere Faktoren, die die Krankheit begünstigen: die Abhängigkeit von Alkohol und Drogen, schlechte Ernährung, Armut und Obdachlosigkeit. Die Tuberkulose gleicht einem Fieberthermometer, das die soziale Güte einer Gesellschaft anzeigt. Auch in etlichen Ländern Europas steigt die Zahl der gemeldeten Tuberkulosefälle. Selbst in Deutschland nimmt die Krankheit seit einigen Jahren wieder geringfügig zu.

VI. Malaria: Mutter aller Fieber

Weltweit sind derzeit etwa 300 Millionen Menschen mit Malariaerregern infiziert. Etwa 200 Millionen erkranken pro Jahr; ein bis zwei Millionen, darunter mindestens 800.000 Kinder, sterben jährlich an der »Mutter aller Fieber«. 2,4 Milliarden Menschen, also rund 45 Prozent der Weltbevölkerung, leben derzeit in insgesamt 103 Ländern in Gebieten mit Malariarisiko.

Im Laufe der Jahrhunderte forderte die Malaria wahrscheinlich mehr Opfer als alle großen Pest-, Cholera- und Pockenepidemien zusammen. Im Gegensatz zu allen anderen Seuchen, von denen die Menschheit heimgesucht wurde und wird, löst die Malaria jedoch trotz ihrer unvermindert anhaltenden Bedrohung weniger Bestürzung aus. Die Menschen haben sie als eine Art »stetige Plage« hingenommen.

1. Die Geschichte des Wechselfiebers

Die Malaria ist vermutlich sehr alt. Sie befällt neben dem Menschen auch Vögel und Säugetiere. Verwandte Erreger schmarotzen sogar in Reptilien, Amphibien und Fischen und sind praktisch in allen Wirbeltieren anzutreffen. Wissenschaftler glauben, daß der parasitäre Einzeller und seine Überträgermücke schon lange vor der Menschheit existierten. Der Mensch bot dem bereits bestehenden Krankheitszyklus nur ein neues, besonders vorteilhaftes Milieu.

Auf das Wechselfieber stießen die Historiker praktisch überall beim Studium alten Quellen – in den Aufzeichnungen der Sumerer, der Ägypter, der Inder und Chinesen. Der griechische Arzt Hippokrates verfaßte die erste medizinische Schrift über die Krankheit: Sie grassierte besonders im Sommer und im Herbst, vorzugsweise in

Malaria

Die Malaria ist nach wie vor eine der bedeutendsten Infektionskrankheiten des Menschen. Erreger sind parasitische Einzeller (Protozoen), die durch den Stich infizierter Mücken übertragen werden. Man unterscheidet drei Krankheitsbilder: Malaria tropica, Malaria tertiana und Malaria quartana.
In Abständen von mehreren Tagen treten bei der Erkrankung regelmäßig wiederkehrende Fieberanfälle mit Schüttelfrost auf. Die Malaria tropica verursacht häufig Schock und Koma, manchmal auch Leber-, Herz- und Gehirnschäden.
Die Malaria wütet heute vor allem in Afrika südlich der Sahara, in Lateinamerika und Südostasien. Früher kam sie während der Sommermonate auch in Europa vor.
Experten fürchten ein künftiges Anwachsen der Malaria, da viele Erregerstämme mittlerweile den Medikamenten trotzen.

feuchten Gebieten und ging mit schwerem Schüttelfrost einher, dem hohes Fieber folgte. Das Fieber wiederholte sich – unterbrochen von fieberfreien Zeiten – in regelmäßigen Anfällen alle drei (Malaria tertiana) oder alle vier Tage (Malaria quartana). Alle schon länger Erkrankten klagten zudem über eine geschwollene, schmerzende Milz. Diese Beschreibung des Hippokrates gilt auch heute noch.

Fest steht, daß die Malaria bereits in grauer Vorzeit in subtropischen und selbst in gemäßigten Zonen, im Abendland, im Nahen Osten und im Mittelmeerraum wütete. Alexander der Große soll 323 vor Christus in Babylon an einem Malariaanfall gestorben sein. Nach Meinung der Historiker deutet alles darauf hin, daß Europa später als Asien und Afrika infiziert wurde. Doch schon bald waren weite Gebiete in allen europäischen Ländern verseucht. Am meisten litten Italien und seine Inseln unter der Seuche. Für die Bewohner der westlichen Welt galt die Malaria als die italienische Krankheit schlechthin. Aus dem Italienischen stammt auch ihr Name: »mala aria«, schlechte Luft.

Mitte des 19. Jahrhunderts schließlich gab es in Europa nur noch sehr wenige malariafreie Gebiete. Am stärksten traf es neben Italien die Balkanländer und nahezu die gesamte Mittelmeerregion. Trotz ihres rauhen Klimas entgingen selbst die nördlichsten Länder der Krankheit nicht: So waren die entlegensten Seen im schwedischen Teil Lapplands zur Malariaherden geworden.

Anderen Teilen der Erde erging es nicht besser: Ganz Afrika, fast ganz Asien und der amerikanische Kontinent mit Ausnahme seiner nördlichsten und südlichsten Gebiete waren infiziert. Nur Australien blieb von diesem Schicksal verschont.

Zwischen dem 17. und 19. Jahrhundert soll die Malariaverseuchung weltweit ihren höchsten Stand erreicht haben. Erst gegen Ende des 19. Jahrhunderts wich die Fiebererkrankung in ganz Europa zurück. In Schwarzafrika und der restlichen Welt jedoch setzte sie sich auf dramatische Weise fest und verbreitete sich sogar noch weiter.

Malaria in Deutschland

Touristen und Geschäftsreisende fallen immer häufiger der Malaria zum Opfer. So stieg beispielsweise in Großbritannien zwischen 1970 und 1985 die Zahl importierter Malariafälle von 101 auf 2.112 jährlich. 1993 kehrten etwa 8.000 Westeuropäer mit einer Malaria in die Heimat zurück. 300 bezahlten ihre Sorglosigkeit mit dem Leben. Wissenschaftler schätzen, daß sich mittlerweile jeder Tausendste Fernreisende während eines Aufenthaltes in den Tropen oder Subtropen mit Malariaerregern infiziert.

In Deutschland kam es 1994 erstmals zu einer Zunahme der Malaria-Erkrankungen: von 811 Patienten verstarben 19. Das entspricht einer Zunahme im Vergleich zu 1993 um elf Prozent.

Mehr als 80 Prozent der Erkrankten hatten die Malaria aus dem tropischen Afrika mitgebracht. In der Mehrzahl der Fälle war Plasmodium falciparum der Erreger. Er ruft die gefährliche Malaria tropica hervor. Bei über der Hälfe der Malariatoten im Jahr 1994 handelte es sich um Menschen, die ohne jegliche Chemoprophylaxe nach Afrika gereist waren.

Rätsel gaben den Wissenschaftler im Sommer 1995 zwei Malariafälle in Berlin auf: Zwei Arbeiter hatten sich in einer Berliner Abwasserkläranlage mit dem Malaria-Erreger Plasmodium falciparum infiziert. Beide waren zuvor weder in ein Malaria-Endemiegebiet gereist noch hatten sie eine Bluttransfusionen erhalten, durch die der Erreger hätte übertragen werden können. Da Anopheles-Mücken, die die Malariaerreger übertragen, in der Umgebung der Kläranlage nicht nachgewiesen werden konnten, folgerten die Experten, daß wohl eine infizierte Mücke im Koffer von Kollegen, die in tropische Gebiete gereist waren, die Infektion verursacht hatte.

2. Die Lebensformen des Malariaparasiten

Im Jahr 1880 entdeckte der französische Militärarzt Charles Louis Alphonse Laveran den Malariaparasiten (Plasmodium) im Blut erkrankter Soldaten. Seine Entdeckung wurde anerkannt – wenngleich nicht ohne Kontroversen. 18 Jahre später fanden Forscher im Magen und in den Speicheldrüsen von Mücken der Art Culex ähnliche Organismen wie die, die Laveran beschrieben hatte. Sie riefen die Vogelmalaria hervor. 1899 gelang einem italienischen Team der Nachweis, daß weibliche Anopheles-Mücken den Malariaerreger übertragen. Damit waren die wichtigsten beiden Entdeckungen gemacht: Man kannte den Erreger, das Plasmodium, und den Überträger, die Anopheles-Mücke.

Wie unglaublich detailreich der Entwicklungszyklus des Malaria-Erregers ist, ahnte damals allerdings noch niemand. Sticht eine infizierte weibliche Anopheles-Mücke den Menschen, überträgt sie während ihrer kurzen Blutmahlzeit einige Dutzend sogenannter »Sporozoiten« auf ihn. Etwa 15 bis 45 Minuten später sind die Sporozoiten aus der Blutbahn verschwunden und in der Leber untergetaucht.

Innerhalb der Leberzellen entwickeln sich die Sporozoiten weiter. Innerhalb von nur einer Woche können aus einem einzigen Erreger an die tausend »Merozoiten« entstehen. Die Leberzelle hält dieser Übermacht nicht stand und platzt. Die freigewordenen Merozoiten nisten sich in den roten Blutkörperchen, den hochspezialisierten Sauerstofftransporteuren, ein.

Aus den längsovalen Merozoiten werden dabei in rascher Folge zuerst siegelringähnliche Gebilde, dann »Trophozoiten«, die die sauerstofftransportierenden Eiweiße der roten Blutkörperchen, das Hämoglobin, auffressen. Nach rund 48 Stunden enstehen wieder neue Merozoiten. Sie verlassen ihre ausgeplünderte Gastzelle und befallen rote Blutkörperchen, die bislang verschont geblieben waren. Die Abfolge von Ausplünderung und Verbreitung wiederholt sich ständig. Die erstaunliche Präzision des Vermehrungsprogramms erklärt die Regelmäßigkeit der Malariaanfälle: Immer wieder reagiert der Körper mit Schmerzen, Schüttelfrost und Fieber bis zu 42 Grad Celsius, gefolgt von einer »Erholungsphase«, in der allerdings schon die nächste Generation der Parasiten heranwächst.

Nach einigen Vermehrungszyklen verändern sich einige Merozoiten plötzlich. Sie wandeln sich in weibliche und in männliche Geschlechtsformen um: männliche »Mikrogametozyten« und weibliche »Makrogametozyten«. Sie bleiben eine Zeitlang im Blut, je nach Plasmodienart von einem Tag bis zu 22 Tagen, und sterben dann ab – falls sie nicht in den Magen einer blutsaugenden Anopheles-Mücke gelangen.

Hat eine Mücke beim Saugen infiziertes Blut aufgenommen, gehen in ihr alle ungeschlechtlichen Formen des Parasiten zugrunde. Die Geschlechtsformen jedoch finden im Mückenmagen optimale Bedingungen vor. Die weiblichen Makrogameten locken die männlichen Mikrogameten chemisch an, eine Befruchtung erfolgt. Es entsteht eine Oozyste, aus der wiederum Tausende von Sporozoiten entstehen. Diese gelangen in die Leibeshöhle der Mücke, in deren Hämolymphe und schließlich in die Speicheldrüsen. Mit dem Stich der Mücke in Menschenhaut kann ein neuer Zyklus beginnen. Zehn übertragene Sporozoiten von Plasmodium falciparum, dem Erreger der schwersten und gefährlichsten Form der Malaria, reichen aus, um den perfiden Kreislauf erneut in Gang zu setzen.

Die Wissenschaftler haben mittlerweile auch eine Erklärung für die Beobachtung gefunden, warum in einer Malariazone nicht alle Menschen gleichmäßig betroffen sind. Schon vor einigen Jahrzehnten entdeckten Forscher, daß es mehrere Formen von Blutfarbstoffen (Hämoglobinen) gibt, die nicht korrekt zusammengebaut sind. Eine Form, das Hämoglobin S, ist verantwortlich für die Krankheit Sichelzellenanämie. An ihr leiden Millionen Schwarzafrikaner und Inder. Menschen, deren rote Blutkörpchen ausschließlich das Hämoglobin S enthalten – sogenannte Homozygote – sterben oft sehr früh. Diejenigen hingegen, die sowohl Hämoglobin S als auch das normale Hämoglobin A produzieren – sogenannte

Heterozygote – erreichen häufig das Erwachsenenalter. Da der Erreger ihr anormales Hämoglobin nicht schätzt, erleiden sie nie eine schwere Form von Malaria. Es gibt noch weitere Anomalien, die ihren Trägern eine Resistenz gegen die Plasmodien verleihen: die Hämoglobinose C, die Thalassämie oder »Mittelmeeranämie«, sowie der Glukose-6-Phosphat-Dehydrogenase-Mangel, ein Enzymdefekt der roten Blutkörperchen.

3. Ein Impfstoff gegen die Malaria?

Zu Beginn der sechziger Jahre berichteten südamerikanische Ärzte erstmals, daß Chloroquin, das Malariamedikament schlechthin, bei der Behandlung von Malaria tropica versage. Chemiker der IG Farben in Wuppertal hatten Chloroquin 1954 synthetisiert. Über 20 Jahre lang hatte es zuverlässig gewirkt und das bis dahin eingesetzte Chinin in allen Malariaregionen völlig verdrängt.

Kurz nachdem bekannt geworden war, daß Chloroquin seine Schlagkraft eingebüßt hatte, zeigten Untersuchungen, daß genetisch veränderte Varianten (Mutanten) von Plasmodium entstanden waren. Gegen sie konnte Chlorquin selbst in den höchsten Dosen nichts ausrichten. Die Resistenzen führen Experten auf eine zu generöse Verschreibungspraxis zurück, auf unkontrollierte Einnahme und häufige Unterdosierung, da Patienten das Medikament häufig zu früh abgesetzt hatten.

Langsam aber stetig verbreitete sich die Chloroquin-Resistenz in den nächsten beiden Jahrzehnten über alle Kontinente. Heute sind in einigen Malariagebieten 90 Prozent aller Parasitenstämme gegen Chloroquin resistent. Auch gegen andere neue Medikamente tauchten Resistenzen auf. So versagt das Medikament Mefloquin, ein synthetisches Chininanalog, das erst seit einigen Jahren auf dem Markt ist, in Thailand und Kambodscha bereits bei 20 Prozent aller Patienten.

Große Hoffnungen setzt man deshalb in die Entwicklung eines Impfstoffs. Doch der äußerst komplizierte Lebenszyklus des Malaria-Erregers gestaltet die Suche danach ausgesprochen schwierig. Mehrere Versuche, die bis in die dreißiger Jahre zurückreichen, endeten immer wieder mit Mißerfolgen. Die Geschwindigkeit, mit der der Parasit sein Aussehen verändert und dabei das menschliche Immunsystem überlistet, stellt die Wissenschaftler vor große Probleme.

Einen ersten, vielversprechenden Härtetest bestand vor kurzem ein Impfstoff (Vakzine) mit der Bezeichnung SPf66. Entwickelt hat ihn der kolumbianische Wissenschaftler Manuel Elkin Patarroyo. Er erhielt für seine Pionierleistungen bei der Entwicklung eines Malaria-Impfstoffs kürzlich den Robert-Koch-Preis – eine der angesehensten wissenschaftlichen Ehrungen, die Deutschland zu vergeben hat.

Patarroyos Vakzine ist ein Mehrkomponenten-Impfstoff. Er besteht aus drei Eiweißmolekülen (Peptiden), die chemisch hergestellt und mit einem vierten Bestandteil der infektiösen Form von Plasmodium falciparum gekoppelt werden. Diese Peptide gleichen Molekülstrukturen, die verschiedene Stadien des Parasiten während des Vermehrungszyklus im menschlichen Körper auf ihrer Oberfläche tragen. Eine Impfung, so die Hoffnung, soll das Immunsystem dazu bringen, Antikörper gegen diese Bauteile des Malaria-Erregers herzustellen.

Der Impfstoff, den Patarroyo und seine Mitarbeiter am Instituto de Immunología in Bogotá, Kolumbien, entwickelt haben, wurde bereits in einigen Ländern Lateinamerikas geprüft. Dort liegt die Übertragungsrate der Malaria allerdings recht niedrig. Diese ersten Studien sollten die Sicherheit und die prinzipielle Wirksamkeit des Impfstoffs prüfen. Es zeigte sich, daß die Vakzine nur geringe Nebenwirkungen hat und daß der Körper tatsächlich Antikörper produziert, die die Plasmodien in

Malaria-Prophylaxe bei Tropenreisen

Vorbeugende Malaria-Maßnahmen müssen alle Menschen treffen, die eine Reise in tropische oder subtropische Länder planen. Darauf weist das Robert Koch-Institut in Berlin hin.

Die Vorbeugung (Prophylaxe) besteht in der Einnahme geeigneter Medikamente. Da die Erreger in vielen Ländern bereits Resistenzen gegen die verfügbaren Chemotherapeutika entwickelt haben, kommt der Auswahl der Arzneimittel besondere Bedeutung zu. Die WHO gibt regelmäßig aktualisierte Empfehlungen heraus, welche Präparate sich für welche Länder eignen. Die genauen Einnahmevorschriften gilt es unbedingt einzuhalten. Eine Analyse der Malaria-Todesfälle in Deutschland im Jahr 1993 ergab, daß über die Hälfte der Patienten ihre Malaria-Medikamente nicht oder nicht korrekt eingenommen hatten.

Die Chemoprophylaxe allein bietet keinen hundertprozentigen Schutz. Reisende sollten sich deshalb vor Stichen der malariaübertragenden Anopheles-Mücken schützen. Da die Mücken bei Sonnenuntergang zu fliegen beginnen, sollte man besonders in der Dämmerung und nachts Kleidung tragen, die möglichst viel Haut bedeckt. Auch Moskito-Netze sowie Mittel zum Einreiben, Sprühen und Räuchern halten die Mücken ab.

Zusätzlich zur Befolgung dieser Hinweise sollte sich jeder eingehend von einem Arzt beraten lassen. Eine Liste mit Adressen von Ärzten für Tropenmedizin und tropenmedizinischen Einrichtungen kann bei der Deutschen Tropenmedizinischen Gesellschaft, Postfach 80 02 48, 65902 Frankfurt a. M. angefordert werden.

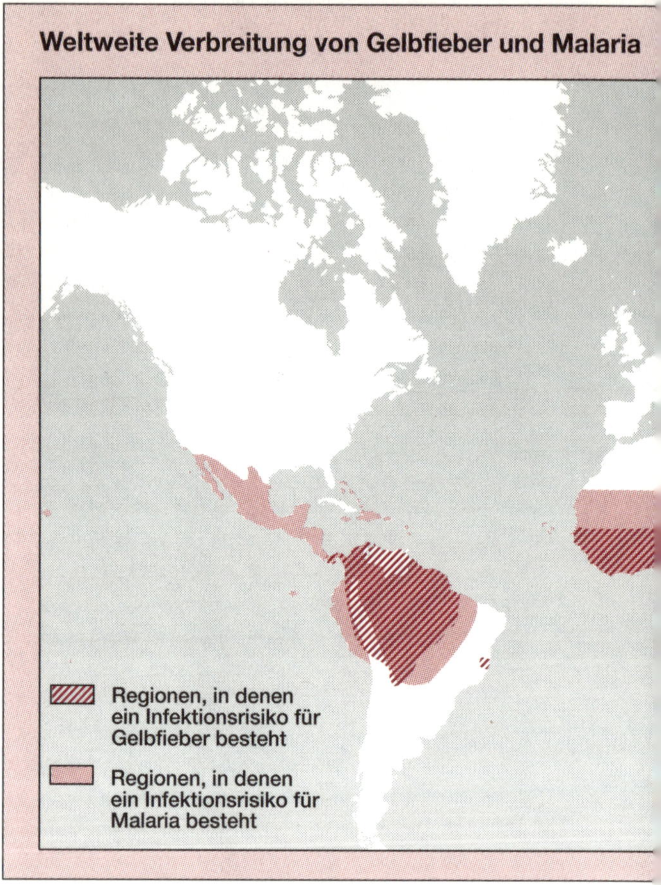

Schach halten können. Anschließende Tests in Kolumbien ergaben, daß der Impfstoff einen Malariaschutz von 39 Prozent erzielt. Unklar blieb jedoch, ob der Impfstoff auch in denjenigen Regionen wirkt, wo die Durchseuchungsrate viel höher ist und Kinder die Hauptrisikogruppe bilden. Deshalb erfolgte eine weitere Studie in Tansania. Das afrikanische Land gilt als eines der von Malaria am stärksten betroffenen Gebiete der Welt. Die

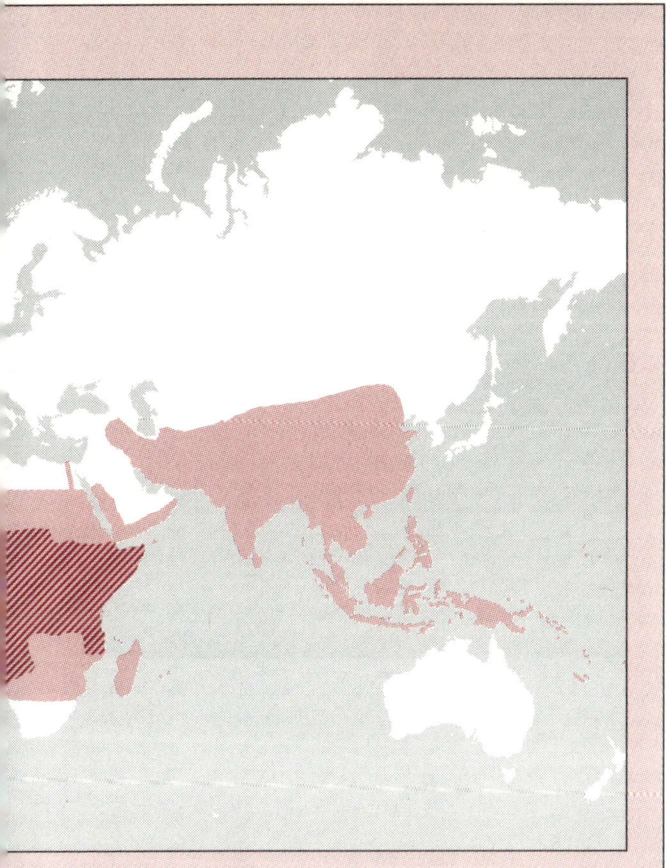

Einwohner des Kilombero-Distrikts im Süden von Tansania werden im Jahr über 300mal von malariainfizierten Mücken gestochen. Im Vergleich zu den Malaria-Gebieten Lateinamerikas liegt die Übertragungsrate in Tansania hundertfach höher. Die Studie begann im Frühjahr 1993 und endete im August 1994. Das Ergebnis: Der Impfstoff verringerte bei Kleinkindern die Häufigkeit von Malariaanfällen um ungefähr ein Drittel.

Dieser Erfolg erscheint im Vergleich zu anderen uns bekannten Impfstoffen eher bescheiden. Polio- oder Diphtherie-Impfungen beispielsweise gewähren einen 90prozentigen Schutz. Dennoch werten Experten das Ergebnis der Tansania-Studie als bemerkenswert: SPf66 wäre nicht nur der erste Wirkstoff, der eine Wirkung gegen die Malaria hat, er wäre zugleich der erste Wirkstoff gegen eine von Parasiten ausgelöste Erkrankung überhaupt. Wenn sich der Malariaschutz von 31 Prozent ebenso günstig auf die Sterblichkeitsrate auswirken würde, ließen sich mit einem solchen Impfstoff rund 500.000 Menschenleben im Jahr retten.

Über seine Wirkungsweise ist bislang noch nichts bekannt. Offenbar schützt die Impfung nicht vor der Infektion, sondern vor der Krankheit. Zur Vermeidung einer Ansteckung, wie es sich beispielsweise Touristen wünschen, scheint SPf66 nicht geeignet. Außerdem weiß noch niemand, wie lange die Wirkung des Impfstoffs genau anhält.

Im Frühjahr 1995 hat Manuel Patarroyo alle Lizenzrechte an seinem Impfstoff der WHO in Genf überschrieben. Bis 1998 sollen 30 Kilogramm des Impfstoffs mit privater Hilfe hergestellt und der WHO überreicht werden. Die Gesundheitsorganisation soll dann das Serum in Malariagebieten einsetzen.

Wie schwierig sich die Entwicklung eines Malaria-Impfstoffs trotz aller berechtigten Hoffnungen und Vorschußlorbeeren gestaltet, mußten Patarroyo und sein Team im Sommer 1995 erfahren. Ein Einsatz des Stoffes bei sechs bis elf Monate alten Kindern in Gambia endete mit einem herben Rückschlag: Keines der geimpften Kinder konnte vor einer Malariainfektion geschützt werden. Eine eindeutige Erklärung für den enttäuschenden Ausgang der Studie haben die Wissenschaftler bislang noch nicht.

VII. Gelbfieber: Das Schwarze Erbrechen

Oft nutzen Mikroben komplizierte Fährten, um Forscher in die Irre zu führen. Das Gelbfieber ist dafür ein typisches Beispiel. Schon früh wußten die Wissenschaftler, daß weder ein Miasma – ein Gift in der Luft – noch ein Kontagium – ein Ansteckungsstoff im oder am Körper – für die Erkrankung verantwortlich sein konnte. Denn die Seuche verschwand, sobald Segelschiffe, deren Besatzung davon betroffen war, einen bestimmten Breitengrad überschritten und in kühlere Gegenden segelten. Im nächsten Jahr jedoch konnte auf demselben Schiff, das in Hamburg seine Salpeterladung gelöscht und keinen einzigen Fall von Gelbfieber mehr zu melden hatte, auf hoher See, mitten auf dem Atlantik beim Passieren des Äquators, das Gelbfieber erneut ausbrechen. Man wußte noch nichts davon, daß winzige Lebewesen, nämlich Viren, Krankheiten auslösen. Man ahnte auch nicht, daß die entlang des Äquators weitverbreitete Gelbfiebermücke warme Temperaturen bevorzugt, in kalten Regionen nicht überlebt und die Viren durch ihre Stiche überträgt.

Einst beinahe vergessen, kehrt das Gelbfieber inzwischen immer häufiger in viele Entwicklungsländer zurück. Die WHO mußte vor kurzem eine neue Rekordmarke der Krankheitshäufungen vermelden.

1. Die Geschichte des Gelbfiebers

Manche Medizinhistoriker meinen, das Gelbfieber habe seinen Ursprung in Zentralafrika. Dort leben verschiedene mit dem Gelbfiebervirus infizierte Affenarten. Andere mutmaßen, daß die Erkrankung aus Amerika stammt. Denn die Seuche soll bei der ersten Niederlassung von

Gelbfieber

Das Gelbfieber, auch Dschungelfieber oder Schwarzes Erbrechen genannt, ist eine Virusinfektion. Das Virus gehört zur Familie der Flaviviren. Mehr als 60 verschiedene Krankheitserreger zählen zur Gattung. Sie rufen unter anderem Hirnhautentzündungen, das West-Nil-Fieber oder das Dengue-Fieber hervor.
Verbreitet ist die Erkrankung in den tropischen Gebieten Mittel- und Südamerikas sowie in Afrika südlich der Sahara.
Das Gelbfiebervirus wird durch Stiche von Mücken der Gattung Aedes, meist Aedes aegypti, übertragen. Das Virus dringt in Körperzellen ein und vermehrt sich dort.
Die Krankheit macht sich mit plötzlichem Fieber bemerkbar. Die Glieder schmerzen, es folgen Übelkeit, Bluterbrechen, Darmblutungen, Schäden an Leber und Nieren und nach sechs bis acht Tagen Gelbsucht. In schweren Fällen kann der Tod am siebten bis zehnten Tag durch Nieren- oder Herz- und Kreislaufversagen auftreten.
Das Virus ist im Blut nur in den ersten Krankheitstagen nachweisbar. Ab dem fünften Tag kann man Antikörper im Blut identifizieren, die sich gegen die Viren bilden.
Eine Therapie gegen das Gelbfieber gibt es nicht. Nur die Symptome können behandelt werden. Ein aktiver Impfstoff beugt der Erkrankung jedoch zuverlässig vor. Er verleiht einen Impfschutz von mindestens zehn Jahren.

Kolumbus auf amerikanischen Boden 1495 unter seiner Mannschaft gewütet haben. Aus Afrika aber wird das Gelbfieber erst 1520 vom Golf von Benin gemeldet.

Dorthin soll es nach Meinung mancher Historiker von Amerika aus durch den Sklavenhandel gelangt sein.

Woher die Erkankung auch immer stammen mag, Gelbfieber-Epidemien trafen besonders häufig Nordamerika im 18. und 19. Jahrhundert. Damals gehörten die südlichen Hafenstädte der Vereinigten Staaten zu den bevorzugten Zielen der Seuche. Entlang der Flüsse breitete sich die Kankheit nach Norden aus.

Historisch gut dokumentiert ist der Ausbruch des Gelbfiebers in Philadelphia im Sommer des Jahres 1793. Die Menschen erkrankten ganz plötzlich. Viele von ihnen starben innerhalb weniger Tage. »Nur wer die Sonne des zehnten Tages erblickt,« hieß eine alte Volksregel, »der ist gerettet«. Als das Fieber im November abflaute, war ein Zehntel der Bevölkerung tot, mehr als 17.000 Einwohner hatten die Stadt verlassen.

Der Kampf der Stadt Philadelphia gegen das geheimnisvolle Fieber bestand zunächst darin, für mehr Sauberkeit in den Straßen zu sorgen. Als die Seuche erneut ausbrach, beschloß die städtische Verwaltung im Jahr 1800, das erste öffentliche Wasserversorgungssystem Amerikas zu bauen. Fortan ging die Zahl der Regenwasserspeicher stark zurück. Dadurch wurden die Brutstätten für die virusübertragenden Moskitos knapp. Die Einwohner wußten nach wie vor nicht, welche Rolle Mücken bei der Infektion spielten. Viele von ihnen verbanden aber die Insektenplage unmittelbar mit einem ungesunden Klima, bei dem sich die Gefahr der Ansteckung mit »Herbstfieber« und anderen Krankheiten erhöhte. Die wahren Gründe für die Verbreitung von Gelbfieber blieben im Dunkeln. In den folgenden Jahren traf es Philadephia weniger oft. In der zweiten Hälfte des 19. Jahrhunderts wurden nur noch Städte im amerikanischen Süden heimgesucht. Der letzte große Ausbruch sorgte in New Orleans für Panik. Lange bevor Impfstoffe entwickelt werden konnten, verschwand die Seuche wieder von dort.

2. Viren und Mücken

Für die Geschichte der Seuchenforschung ist das Gelbfiebervirus von zentraler Bedeutung. Als erstes menschliches Virus wurde es im Jahr 1900 von Walter Reed nachgewiesen und isoliert. In der Folgezeit zeigten der Wissenschaftler und seine Mitarbeiter, daß Mücken die Krankheit übertragen und diese daher verschwindet, wenn man die Paarungsgebiete der Insekten vernichtet.

Walter Reed leitete als Militärarzt eine amerikanische Untersuchungskommission auf Kuba. Diese sollte der Ursache des geheimnisvollen Fiebes nachgehen, das die dort stationierten amerikanischen Soldaten heimsuchte. Auch Reed hatte zunächst keine plausible Erklärung für die Ausbreitung des Fiebers. Er entschloß sich deshalb, einer Behauptung nachzugehen, die schon etliche Jahre zuvor der kubanische Arzt Carlos Finlay verbreitet hatte: demnach verbreiteten »mörderische kubanische Mückenschwärme« die Infektion.

Mitglieder der Untersuchungskommission stellten sich freiwillig für Selbstversuche zur Verfügung. Als erstem wurde James Caroll ein Extrakt aus Moskitos in die Blutbahn injiziert. Wenig später erkrankte der Bakteriologe tatsächlich an Gelbfieber, erholte sich jedoch bald wieder. Das spektakuläre Experiment wiederholte man an weiteren Freiwilligen – immer mit dem gleichen Ergebnis. Andere Mitglieder der Kommission willigten ein, die Kleidung verstorbener Gelbfieberpatienten zu tragen. Keiner von ihnen erkrankte. Daraus schloß die Kommission, daß die Infektion nicht von Mensch zu Mensch übertragen wurde. Man erkannte zuletzt, daß die Krankheit per Mückenbisse übertragen wird. Als es wenig später gelang, die blutsaugenden Insekten auf Kuba zu dezimieren, ebbten auch die Epidemien ab.

Das Gelfiebervirus gehört zusammen mit mehr als 60 eng verwandten Virusarten in die Familie der Flaviviren.

Gemeinsam verursachen die Winzlinge millionfach Erkrankungen; dazu gehören unter anderem das in Afrika verbreitete Dengue-Fieber sowie eine ganze Palette verschiedener Hirnhautentzündungen. In vielen Gebieten verbreitet die Mücke Aedes aegypti das Fieber, allerdings nur das Weibchen. Einmal Wirt des Gelbfiebervirus, bleibt die Mücke ihr Leben lang ein potentieller Infektionsherd für Menschen und Tiere.

Das Virus gedeiht vor allem in den Darmzellen der Mücken. Es findet sich auch in ihrem Speichel, den sie bei jedem Stich in die Wunde spritzt, um die Blutgerinnung zu verhindern. Wie bei zahlreichen anderen Infektionen erfreuen sich die Überträger der Seuche selbst be-

Impfung gegen Gelbfieber

Noch immer gibt es keine wirkungsvolle Therapie gegen das Gelbfieber. Nur die Symptome können – zumindest teilweise – gemildert werden. Rund die Hälfte aller Patienten stirbt an der Infektion. Für kaum eine andere tropische Infektionskrankheit kennt man jedoch so gute Vorbeugungsmöglichkeiten: Der Impfstoff 17D zählt zu den besten der Welt. Vor 60 Jahren zum ersten Mal erprobt, genügt heute für den Schutz eine einzige Injektion unter die Haut. Mehr als 95 Prozent der Erwachsenen sind danach gegen den Erreger gefeit.

17D besteht aus vermehrungsfähigen, aber abgeschwächten Viren. Die WHO rät, die Gelbfieberimpfung alle zehn Jahre zu wiederholen. In unseren Breiten empfiehlt sich eine Impfung für alle Reisenden, die Regionen aufsuchen, in denen Gelbfieber auftritt. Neben zahlreichen asiatischen Ländern fordern auch einige europäische die Impfung bei der Einreise aus Infektionsgebieten.

ster Gesundheit: Keine der Gelbfieber-Mückenarten weist Zeichen der Erkrankung auf. Für den Menschen kann ihr Stich jedoch fatale Folgen haben.

Im Körper vermehrt sich das Virus dann explosionsartig. Bemerkbar macht es sich am dritten bis sechsten Tag mit plötzlichen Fieberschüben. Die Betroffenen klagen über Kopf- und Rückenschmerzen, in schweren Fällen treten bereits sehr früh Blutungen auf. Hat das Virus erst innere Organe befallen, kommt meist jede Hilfe zu spät: Das Fieber steigt, eine Gelbsucht zeigt eine akute Leberschädigung an. Die Nieren versagen zuletzt; immer weniger Harn wird ausgeschieden und der Körper von Stoffwechselprodukten vergiftet. Massive Blutungen aus Zahnfleisch, Nase und Magen-Darm-Kanal sowie der Haut setzen ein. Sie können so schwer sein, daß die Patienten nach kurzer Zeit an Herz-/Kreislaufversagen sterben. Nur, wenn das Gelbfiebervirus nicht in innere Organe vordringt, besteht eine gute Chance auf Heilung. In solchen Fällen geht das Fieber schnell zurück.

3. Erneute Bedrohung für die Dritte Welt

Im Fünf-Jahres-Zeitraum zwischen 1986 und 1990 registrierte die WHO annähernd 18.000 Gelbfiebererkrankungen mit weit über 4.000 Todesfällen. Ein trauriger Rekord, der für erhebliche Unruhe sorgte: Seit Beginn der statistischen Erfassung im Jahr 1948 hatten die Zahlen niemals zuvor so dramatisch hoch gelegen. Experten fürchteten zudem, daß es sich dabei nur um die Spitze eines Eisberges handelte.

Als weltweiter Schwerpunkt der Seuche gilt Nigeria. Dort tritt die Krankheit beinahe flächendeckend auf. Besonders erschreckend: Kinder und Jugendliche stellen fast drei Viertel der Infizierten. Seit 1991 besteht ein Regierungsbeschluß, der eine routinemäßige Gelbfieberimpfung von Kindern verlangt.

Experten fürchten, daß das Gelbfieber ganz besonders von einer weltweiten Erwärmung der Atmosphäre profitieren könnte. Trotz mancher Unsicherheiten prognostizieren Klimaforscher übereinstimmend, daß die bodennahe Weltmitteltemperatur bis zum Jahr 2100 um zwei bis fünf Grad Celsius ansteigen wird. In einzelnen Regionen dürfte die Erwärmung sogar um ein Mehrfaches höher liegen. Von solchen Befürchtungen gingen die renommierten amerikanischen Mikrobiologen Joshua Lederberg und Robert Shope aus. Sie veröffentlichten eine Arbeit, in der sie über kurz oder lang eine Renaissance des Gelbfiebers in New Orleans voraussagen. Der Grund: Der unscheinbare Überträger, die Mücke Aedes aegypti, hat sich wieder in den Sümpfen rund um die Stadt eingenistet. Gegenüber Kälte erweisen sich die Mücken als wenig widerstandsfähig, Temperaturen um den Gefrierpunkt überstehen sie nicht. Ein Anstieg der jährlichen Durchschnittstemperatur könnte fatale Folgen haben: Die Mücken würden nicht nur am Leben bleiben, auch die Mückenlarven könnten sich wesentlich rascher entwickeln und so eine Gelbfieberinfektion viel früher übertragen. Noch sind die nordamerikanischen Mückenpopulationen nicht mit Gelbfieberviren oder den eng verwandten Dengue-Erregern verseucht. Amerikanische Gesundheitsbehörden registrieren derzeit jedoch immer häufiger heimkehrende Touristen, die sich in ihren tropischen Urlaubsländern infiziert haben. Zwischen 1977 und 1987 brachten mindestens 345 Amerikaner ein derartiges »Souvenir« mit nach Hause. Ein unkontrollierbarer Seuchenimport, fürchten Experten, könnte die wenig erfreuliche Folge des weltweiten touristischen Booms und der Zunahme von Geschäftsreisen sein.

VIII. Aids: Eine neue Seuche erobert die Welt

Aids bedeutet »Acquired Immunodeficiency Syndrom«, ins Deutsche übersetzt »Erworbenes Immunschwächesyndrom«. Wissenschaftler und Ärzte bemühen sich intensiv, dieser vor kaum mehr als einem Jahrzehnt entdeckten »erworbenen Immunschwäche« Herr zu werden. Dennoch breitet sich das verursachende Virus, das menschliche Immunschwächevirus HIV, in weiten Teilen der Welt unaufhaltsam aus. Bislang gibt es weder einen einsatzreifen Impfstoff, noch ein Medikament, das ein Fortschreiten der Erkrankung zu ihrem Endstadium Aids verhindert. Derzeit bleibt nur der Versuch, die weltweite Epidemie – die Pandemie – zu verstehen und ihr mit Aufklärungsarbeit entgegenzuwirken.

1. Die Erforschung des Virus

Die ersten gemeldeten Aids-Fälle betrafen sämtlich männliche Homosexuelle aus Los Angeles. Doch schon bald stellte sich heraus, daß die Aids-Welle nicht geographisch begrenzt war und sich auch nicht auf homosexuelle Männer beschränkte. Zu den Betroffenen gehörten die Sexualpartner homosexueller Männer, Empfänger von Bluttransfusionen, Bluterkranke und Fixer. Ärzte folgerten daraus, daß der Aids-Erreger durch Genitalflüssigkeiten und Blut übertragen wird. Weltweit versuchte man nun, aus Blutproben Infizierter das Aids-Virus zu isolieren. Zwei Forschergruppen, einer französischen um Luc Montagnier und einer amerikanischen um Robert Gallo gelang dies 1982 bis 1984 etwa zeitgleich. Das isolierte Aids-Virus nannte man nach internationaler Absprache »Human Immunodeficiency Virus«, abgekürzt HIV, zu deutsch: menschliches Immunschwächevirus.

HIV gehört zu den Retroviren. Seine genetischen Informationen sind auf Ribonukleinsäure (RNS) gespeichert. Dringt das Virus in eine menschliche Zelle ein, so wandelt es seine RNS in Desoxyribonukleinsäure (DNS) um, dem Träger menschlicher Erbinformation. Dies gelingt ihm dadurch, daß es eine Art Übersetzer mitbringt, ein Enzym namens Reverse Transkriptase. In Form von DNS kann das Virus sein Erbgut nun in die menschlichen Zellgene einbauen – das menschliche Immunsystem erkennt den Feind nicht mehr.

Aids

Der Erreger von Aids ist das menschliche Immunschwächevirus HIV. Die Ansteckung erfolgt durch ungeschützten Geschlechtsverkehr mit Virusträgern und über Transfusionen mit infiziertem Blut. Die Viren zerstören in einem unterschiedlichen Zeitraum – einige Monate bis zehn Jahre – nach der Infektion das Immunsystem des Menschen. Es kommt zu bösartigen Tumoren und einer Vielzahl von Infektionskrankheiten. Die Sterblichkeit liegt vermutlich bei 100 Prozent; weltweit sterben jährlich über 500.000 Menschen an den Folgen der Infektion.
Aids kommt überall auf der Welt vor. Besonders betroffen ist Afrika südlich der Sahara. Experten fürchten ein starkes Anwachsen der Seuche. Die WHO rechnet für das Jahr 2000 mit 40 Millionen Infizierten – derzeit liegt die Zahl bei etwa 20 Millionen.
In einigen afrikanischen Ländern trägt fast jeder Fünfte das HI-Virus in sich. Heterosexueller Geschlechtsverkehr ist dort und in der Karibik mittlerweile der häufigste Übertragungsweg. Aids-Kranke haben nur einen geringen Schutz gegen andere Seuchen wie etwa Tuberkulose.

Entdeckung von Aids

Das Auftreten einer neuen Krankheit bemerkte man erstmals 1981. Sandra Ford, die als Mitarbeiterin des Centers of Disease Control im amerikanischen Atlanta für die Verteilung seltener Medikamente zuständig war, registrierte eine gehäufte Anforderung eines bestimmten Medikaments gegen Lungenentzündung.

Diese Form der Lungenentzündung, hervorgerufen durch den Einzeller Pneumocystis carinii, trifft in der Regel nur Patienten mit Immunschwäche. Typischerweise fallen Kranke darunter, deren Immunsystem nach einer Organtransplantation mit Absicht medikamentös »ausgeschaltet« wurde, um eine Abwehrreaktion gegen das neue Organ zu vermeiden. Dies traf bei den Anfragen an Sandra Ford jedoch nicht zu. Doch fanden Epidemiologen eine ganz andere Übereinstimmung unter den zahlreichen Lungenkranken: Es handelte sich ausschließlich um junge männliche Homosexuelle aus Los Angeles – eine Gruppe, bei der man eine starke Körperabwehr erwartet hätte.

Ärzte registrierten in den folgenden Monaten weitere, ähnliche Fälle, teilweise verbunden mit anderen typischen Immunschwäche-Krankheiten – wie etwa dem davor ausgesprochen selten auftretenden Kaposi-Sarkom, einem bösartigen Hauttumor. Wieder handelte es sich bei den Patienten um junge männliche Homosexuelle, diesmal aus New York und Kalifornien. Die Ärzte entdeckten bei allen die gleiche Funktionsstörung gewisser Immunzellen, der T-Helferzellen. 1982 benannte man diese mit Infektionen und Krebserkrankungen verbundene neue Immunschwächekrankheit: Aids.

Aufbau des HI-Virus

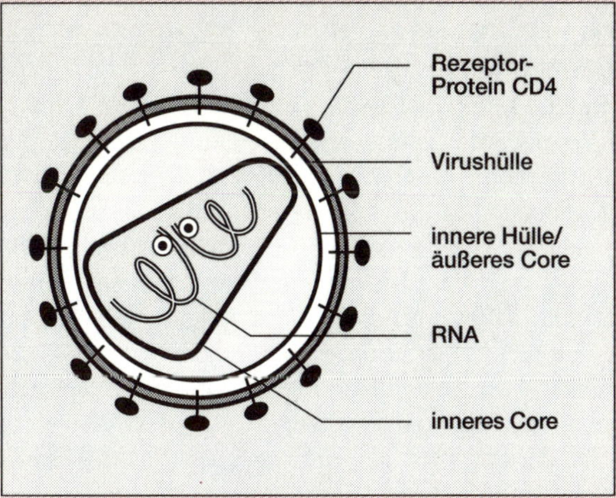

Der Erreger von Aids, das Humane Immunodefizienz Virus (HIV) zählt zu den Retroviren.

Die RNS des Virus besteht aus einem Strang und wird von einer inneren sowie äußeren Hülle umgeben. Darüber liegt die eigentliche Virushülle, die auffällige Noppen aufweist. Dabei handelt es sich um Rezeptorproteine. Diese Art Enterhaken erkennen die Wirtszelle des Virus, die T-Helferzelle. Diese Immunzellen, wichtige Kommandozentralen der körpereigenen Abwehr, mißbraucht das Virus, um sich in ihnen zu vermehren. Die T-Helferzellen gehen dabei zugrunde.

Inzwischen weiß man, daß zwei verschiedene Retroviren Aids beim Menschen hervorrufen können: 1986 entdeckte man neben HIV-1 noch HIV-2, der aber möglicherweise geringere Krankheitssymptome auslöst.

HIV läßt sich bei Infizierten in den Körperflüssigkeiten Blut, Sperma, Scheidensekret, Tränen, Speichel und Stuhl nachweisen; besonders virushaltig sind Blut, Sperma und Scheidensekret – über sie wird das HIV fast ausschließlich übertragen. Ein Infektionsrisiko besteht deshalb vor allem beim Geschlechtsverkehr mit infizierten Personen oder beim Stich mit viruskontaminierten Injektionsnadeln.

Bei der Infektion mit dem HI-Virus kommt es anfangs zu Beschwerden, die denen eines grippalen Infekts ähneln. Die Betroffenen leiden an Fieber, Nachtschweiß, Schwächegefühl, Magen-Darm-Problemen und Kopfschmerzen. Die Symptome verschwinden nach einigen Tagen wieder. Das Virus breitet sich dann jedoch unbemerkt im Körper aus. Das Immunsystem bildet dagegen Antikörper. Dieser Prozeß dauert etwa sechs bis zwölf Wochen. Erst danach ist die Infektion anhand der gebildeten Antikörper nachweisbar.

Von der Infektion bis zum Ausbruch der Aids-Erkrankung kann es lange dauern. Wie lange, läßt sich nicht vorhersagen. Es können sieben bis neun Jahre oder noch mehr sein. Bei HIV-Infizierten sinkt die Zahl der T-Helfer-Zellen – kaum merklich, doch unaufhaltsam. Ein Gesunder hat in jedem Kubikmillimeter Blut etwa 800 bis 1.000 T-Helfer-Zellen. Bei symptomfreien Virusträgern liegt dieser Wert bei 200 bis 500. Fällt die Zahl unter 200, besteht das Risiko einer Pneumocystis-Infektion. Unterhalb der magischen Schwelle von 100 beginnt das Endstadium, die Krankheit Aids. Bei manchen Aids-Patienten kann man überhaupt keine T-Helfer-Zellen mehr nachweisen.

Aids bedeutet nichts anderes als den allmählichen Zusammenbruch des Immunsystems. Die Patienten infizieren sich mit opportunistischen, das heißt normalerweise relativ harmlosen Erregern. Viele entwickeln ein Kaposi-Sarkom, oft entsteht eine Hirnhautentzündung. Die Patienten sterben im strengen Sinne also nicht an Aids selbst, sondern an einem Tumor oder an Infektionen mit Bakterien, Viren, Pilzen oder Parasiten.

Herkunft des HI-Virus

Noch rätseln Wissenschaftler, woher HIV-1 und HIV-2 stammen. Sie könnten laut Theorien in Afrika entstanden sein, aus dem verwandten Affen-Immunschwäche-Virus SIV. In natürlichen Populationen der Grünen Meerkatze sind 30 bis 70 Prozent der Tiere mit SIV infiziert, ohne jedoch zu erkranken. Über sie könnten sich die Menschen infiziert haben, wohl vor mehr als 20, aber weniger als 100 Jahren. Die ältesten Nachweise von Antikörpern gegen HIV-1 gelangen mit tiefgefrorenen Blutproben aus Zaire von 1959 und aus den Vereinigten Staaten von 1968. Damals muß das Virus also bereits im Umlauf gewesen sein.

Entwicklung der HIV-Infektionen weltweit
1980–2000 (Schätzwert in Millionen)

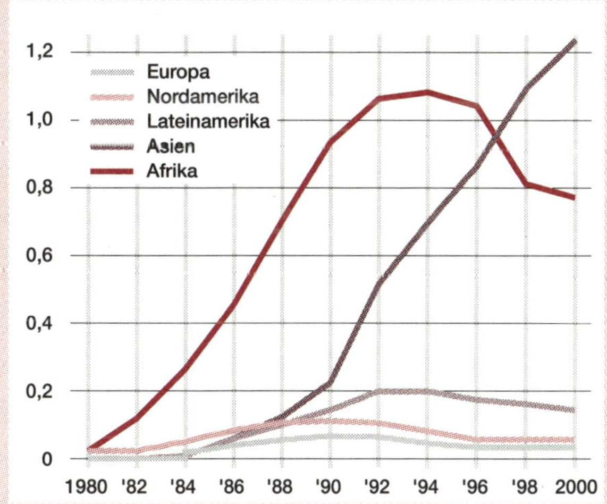

Heute sind weltweit rund 14 Millionen Menschen mit HIV infiziert, davon allein etwa acht Millionen in Afrika. In Südostasien betrifft die Immunschwäche Thailand am stärksten. Dort hat sich die Zahl der Infizierten in den vergangenen drei Jahren etwa verdoppelt und liegt nun bei etwa 750.000.

Für das Jahr 2000 rechnet die WHO mit 40 Millionen Betroffenen, davon 90 Prozent in den Ländern der Dritten Welt und zehn Millionen Kindern. Derzeit an Aids erkrankt sind nach offiziellen Meldungen über 500.000 Menschen. Doch die Dunkelziffer schätzt die WHO auf zwei Millionen.

In Deutschland gibt es 50.000 bis 60.000 HIV-Infizierte. Von 1982 bis Ende 1994 wurden 12.379 Aids-Erkrankungen gemeldet. Von den an Aids Erkrankten verstarben bereits 7.522. Das geht aus dem neuesten Bericht des Robert Koch-Institutes in Berlin zur epidemiologischen Situation in der Bundesrepublik hervor. Immerhin gibt der Bericht ein wenig Hoffnung: Aufgrund verbesserter therapeutischer Möglichkeiten nehmen die Überlebenszeiten zu.

2. Die Strategien der Bekämpfung

Das HI-Virus dringt in T-Helfer-Zellen ein und mißbraucht die Zellmaschinerie zur eigenen Vermehrung. Möglicherweise ließe sich mit chemischen Wirkstoffen bereits verhindern, daß das Virus an die T-Helfer-Zellen andockt. Derzeit laufen dahingehende klinische Versuche.

Die meisten Medikamente, die entwickelt oder getestet werden, zielen darauf ab, die Virusvermehrung in den T-Helfer-Zellen zu verhindern. In der Behandlung von Aids finden derzeit vor allem die sogenannten Nukleosidanaloga Einsatz. Diese Moleküle sehen den natürlichen Bausteinen der Erbsubstanz, den Nukleosiden, täuschend ähnlich. Das Virus baut sie bei seiner Vermeh-

Aids in Deutschland, Stand 1995

HIV- Infektionen

Gesamtzahl (geschätzt) der seit Beginn der Epidemie Infizierten:	50.000 - 60.000
Männer:	80% - 85%
Frauen:	15% - 20%
Kinder unter 13 Jahren:	etwa 500 (1%)
Neuinfektionen pro Jahr:	2.000 - 3.000
Infektionswege:	
Homosexuelle Kontakte bei Männern:	65%
Drogenmißbrauch:	15%
Heterosexuelle Kontakte:	10%
Personen aus Endemiegebieten:	10%
Vertikale Transmission (Mutter - Kind):	<1%
Bluttransfusionen und -produkte:	<1%
Hämophile (Bluter):	0%

Aids-Fälle

Vollständigkeit der Erfassung:	>85%
Gesamtzahl der Meldungen seit 1982:	12.379
Davon als verstorben gemeldet	7.522
Männer:	90%
Frauen:	10%
Kinder unter 13 Jahren:	98 (0,8%)
Neuerkrankungen pro Jahr:	um 2.000
Infektionswege (1994 diagnostizierte Fälle):	
Homosexuelle Kontakte bei Männern:	65%
Drogenmißbrauch:	14%
Heterosexuelle Kontakte:	8%
Patienten aus Endemiegebieten:	3%
Hämophile (Bluter):	2%
Bluttransfusionen und -produkte:	2%
Vertikale Transmission (Mutter - Kind):	<1%
ohne Angabe:	6%

rung statt der natürlichen Nukleoside in den neuen Erbfaden ein. Dadurch kann die Reverse Transkriptase des Virus aber nicht weiterarbeiten, also das Enzym, das die virale RNS in DNS umwandelt. Damit ist das Virus nicht mehr vermehrungsfähig.

In Deutschland sind derzeit drei Nukleosidanaloga zugelassen: Azidothymidin (AZT), Dideoxyinosin (ddI) und Dideoxycytidin (ddC). Sie legen die Reverse Transkriptase lahm. Die Wirksamkeit dieser Medikamente ist jedoch begrenzt, da sie nicht vorbeugend wirken und die HI-Viren nach einiger Zeit eine Resistenz dagegen aufbauen. Zudem zwingen die starken Nebenwirkungen oft zum Abbruch der Behandlung.

Neue Hoffnung setzt man in die sogenannte Kombinationstherapie, in der mehrere verschiedene Anti-HIV-Wirkstoffe nebeneinander verabreicht werden. Nach einer neuen europäischen Studie erzielt eine Kombination von AZT mit einem neuen, ähnlich wirkenden Wirkstoff 3TC bessere Ergebnisse als ein Medikament alleine.

Die Nachteile der Nukleosidanaloga – starke Nebenwirkungen und schnelle Virenresistenz – zwingen die Wissenschaftler dazu, eine zweite Generation von Medikamenten zu entwickeln. Nun versucht man, mit sogenannten Proteinasehemmern die Virusvermehrung an einer anderen Stelle zu unterbinden. Auf der Boten-RNS liegt die Bauinformation für die Virusproteine niedergeschrieben. Proteinasehemmer verhindern das Zurechtschneiden der Virusproteine. Dadurch können sich keine neuen Viruspartikel mehr in der Zelle zusammenbauen. Diese Medikamentenklasse gilt derzeit als die vielversprechendste. Experten hoffen, daß die Proteinasehemmer gerade in Verbindung mit den Medikamenten der ersten Generation das Virus besiegen.

Weitere Experimente schließlich zielen darauf ab, die Umwandlung der DNS in Boten-RNS zu stoppen. Derzeit laufen auch hierzu klinische Tests.

Diese speziellen Aids-Medikamente sollen die Vermehrung und Verbreitung des Virus eindämmen. Daneben versuchen Ärzte vor allem, Infizierte gegen opportunistische Erreger zu schützen. Denn dem Aids-Kranken droht von diesen eigentlich harmlosen Krankheiten die höchste Gefahr: Während jeder gesunde Mensch sie locker bewältigt, versetzen sie dem Aids-geschwächten Immunsystem den Todesstoß.

Wirksame Vorbeugungsmaßnahmen stehen inbesondere bei der Pneumocystis-carinii-Lungenentzündung zur Verfügung, an der anfänglich jeder zweite Aids-Patient starb. Sie gilt damit als die wichtigste opportunistische Krankheit. Heute überleben dank wirksamer Behandlungs- und Vorbeugungsmaßnahmen die meisten diese Infektion.

3. Die Forschung nach einem Aids-Impfstoff

Die Vielgestalt und Wandlungsfähigkeit der HI-Viren erschwert die Entwicklung eines Impfstoffs gegen Aids.

Die Wandlungsfähigkeit der Viren resultiert letztlich nur aus ganz banalen Fehlern, nämlich Übersetzungsfehlern: Der Reversen Transkriptase, die die virale RNS in menschliche DNS umschreibt, unterläuft bei diesem Vorgang durchschnittlich ein Fehler auf 10.000 Zeichen. Jedes HI-Virus kommt mit etwa 10.000 RNS-Buchstaben aus, enthält also im Mittel genau einen genetischen Webfehler. Oft genug bleiben diese Mutationen folgenlos; doch entstehen pro Tag Millionen neuer Viren, und entsprechend hoch liegt damit die Chance, daß sich darunter auch immer wieder Varianten mit besonders resistentem Charakter oder besonders guter Tarnung gegen das Immunsystem finden. Der menschliche Körper steht dieser Variantenvielzahl hilflos gegenüber, da er nur Antikörper und T-Zellen gegen den Virentyp der Erstinfektion gebildet hat. Die Bekämpfung dieses Prototyps fällt ihm leicht, nicht aber die der zahllosen Mutanten. Das Immunsystem vermag es, fünf, zehn oder gar 15 Jahre den Angriffen immer neuer Virusmutationen standzuhalten. Dann kapituliert es. Ein Impfstoff müßte deshalb das Immunsystem derart anregen, daß es die Teile des Virus bekämpft, die stets unveränderlich bleiben, nämlich die, die für die Virusvermehrung sorgen.

Eventuell könnten Langzeitüberlebende den Ärzten weitere Hinweise auf einen möglichen Impfstoff geben. Es existieren nämlich kleine Menschengruppen, die zehn bis 15 Jahre lang eine HIV-Infektion überstehen, ohne Schäden am Immunsystem zu nehmen. Bei ihnen kann man nur geringe Virusmengen im Blut nachweisen, und diese sind meistens genetisch abgeschwächt. Allerdings ist noch unerforscht, woher diese starke Immunität der Betroffenen rührt.

Einen Fall von gänzlicher Immunität gegen Aids entdeckten britische Wissenschaftler neulich bei einigen Prostituierten in Gambia. Die Frauen unterhielten jahrelang sexuelle Beziehungen zu Aids-Infizierten. Dennoch trugen sie weder Viren noch Antikörper dagegen in sich. Nachweisen ließen sich jedoch Abwehrzellen, sogenannte zytotoxische T-Zellen, die infizierte Körperzellen vernichten. Diese müssen das Virus direkt nach dem Eindringen in den Körper erfolgreich bekämpft haben, noch bevor sich überhaupt Antikörper bildeten. Die Frauen liefern den Wissenschaftlern somit ein Beispiel für eine erfolgreiche menschliche Immunabwehr gegen HIV.

Mögliche Impfstoffe gegen Aids

Ein Impfstoff könnte das Immunsystem auf verschiedene Weise gegen den Virus stärken:

- Durch einen ähnlichen, aber harmlosen Fremdorganismus, der eine Immunreaktion provoziert. Doch

kennt man bislang keine harmlose Variante des HI-Virus.
- Durch eine chemische Schwächung des Virus.

Affen konnte man mit einem derart kastrierten HI-Virus dazu bringen, Antikörper gegen SIV, das Affen-Aids-Virus, zu bilden. Das enorme Risiko dieser Methode besteht aber darin, daß ein einziges intakt gebliebenes Virus den Geimpften gerade mit Aids infiziert, statt ihn gegen die Krankheit zu immunisieren. Daneben besteht die Möglichkeit, dem Virus besonders gefährliche Gene, etwa das sogenannte »nef-Gen«, herauszuschneiden. So könnte das Virus eine Immunabwehr hervorrufen, ohne selbst noch funktionsfähig zu sein:

- Durch eine Impfung nur mit Bruchstücken der Virushülle. Diese könnten möglicherweise bereits eine Antikörperbildung bewirken, obwohl sie selbst ungefährlich sind.
- Durch gentechnisch hergestelltes Viruseiweiß. Herstellen läßt sich das Viruseiweiß Glykoprotein 160 (gp 160) oder 120 (gp 120) dadurch, daß man das dafür zuständige Gen in Bakterien einschleust, die es anschließend massenhaft selbst herstellen. Dieses hochgereinigte Eiweiß soll als Impfstoff eine Immunantwort anregen. Bei einer tatsächlichen Attacke des Virus hätte der Geimpfte dann bereits Antikörper zur Bekämpfung bereit.
- Durch Impfung mit Genen. Bei diesem neuen Konzept soll die reine Erbinformation, die zum Beispiel die Bauanleitung für Teile der HI-Virushülle enthält, in die Muskulatur des Menschen injiziert werden. So könnte man menschliche Zellen dazu veranlassen, selbst ständig harmlose Virusbestandteile zu produzieren. Im Falle einer Infektion würde das trainierte Immunsystem das HI-Virus dann sofort erkennen und ausschalten.

IX. Neue Seuchen aus dem Regenwald?

Immer wieder begegnen die Wissenschaftler Krankheitskeimen, die scheinbar aus dem Nichts auftauchen.

Legionärskrankeit

Ein Beispiel ist der Erreger der Legionärskrankheit. Nachrichten meldeten 1976 eine mutmaßliche Seuche, die offensichtlich direkt nach einer Tagung der American Legion, eines Verbandes von Kriegsveteranen, in der amerikanischen Millionenstadt Philadelphia begonnen hatte.

Einige tausend Legionäre hatten an der Versammlung teilgenommen, 182 von ihnen erkrankten an einer geheimnisvollen Lungenentzündung, 29 starben.

Nach monatelangen Untersuchungen fanden Wissenschaftler die Ursache: Ein Bakterium, das mit gängigen Labormethoden nicht nachzuweisen ist und deshalb bis dahin unentdeckt geblieben war.

Als Bewohner von Schlamm und Dreck hatte sich Legionella pneumophila, wie man den Erreger nannte, in einem Kühlturm eingenistet, der das Wasser für die Hotel-Klima-Anlage aufbereitete. So wurde im Konferenzsaal ständig ein feiner Nebel aus Tröpfchen mit Legionella versprüht.

Damit waren schlagartig auch zahlreiche andere Fälle rätselhafter Lungenentzündungen aufgeklärt, die man weltweit festgestellt hatte. Fein versprühtes Wasser konnte Legionella also überall hintragen: windverwehte Fontänen von Springbrunnen, Luftbefeuchter, Nebel von Blumenspritzen oder Duschwasser. Doch Chlor und heißes Wasser töten das Bakterium. Daher fehlt es in sauberem Leitungswasser oder Heißwasserbehältern. Doch in Behältern mit kaltem oder lauwarmem Wasser kommt es wahrscheinlich vor, besonders dann, wenn diese einen Bodensatz enthalten.

In den Vereinigten Staaten, schätzen Fachleute, sterben jedes Jahr zwischen 2.000 und 6.000 Menschen an der Legionärskrankheit. In Deutschland soll Legionella die zweithäufigste Ursache von Infektionen der Atemwege sein. Glücklicherweise müssen selbst anfällige Menschen eine sehr große Dosis von Legionella einatmen, um zu erkranken. Einmal diagnostiziert, läßt sich die Krankheit mit Antibiotika schnell heilen. Neu ist das Bakerium indes nicht. Legionella gibt es wohl schon, solange es Menschen gibt, vermutlich sogar noch länger. Doch erst unsere moderne Lebensweise hat die Mikrobe zum Krankheitserreger gemacht.

Lyme-Krankheit

Eine veränderte Lebensweise dürfte auch der Grund für die zunehmende Ausbreitung der Lyme-Krankheit sein. Sie gehört ebenfalls zu den neuerkannten Krankheitsbildern der letzten zwei Jahrzehnte. Heute gilt sie in den Vereinigten Staaten als die Krankheit, die am häufigsten durch Zecken übertragen wird. In Deutschland registriert man 30.000 Fälle pro Jahr.

Das Bakterium Spirochäte Borrelia burgdorferi verursacht die Krankheit. Das natürliche Reservoir für Borrelien-infizierte Zecken stellen vor allem Rehe und Hirsche dar. Die Erkrankung äußert sich in vielfältigen Symptomen. Sie reichen von wandernden Rötungen der Haut über Schwellungen bis zu schweren Hirnschäden und Demenz. Früh genug erkannt, läßt sich die Infektion mit Antibiotika gut bekämpfen. Allerdings scheitert die Früherkennung oft an mangelnder Aufmerksamkeit der Patienten und Ärzte sowie an den oft recht unspezifischen Symptomen.

Eine interessante Erklärung für die Ausbreitung der Lyme-Krankheit in den Vereinigten Staaten bieten die

Wissenschaftler des »Centers of Disease Control and Prevention« (CDC) in Atlanta, Georgia. Nach der Jahrhundertwende wurden weite Strecken des Farmlandes an der Ostküste der Vereinigten Staaten wiederaufgeforstet. Die Landwirtschaft wanderte in den mittleren Westen ab, wo man den großflächigen Landbau begann. Die Neupflanzungen der Wälder an der Ostküste boten einen idealen Lebensraum für Hirsche und Rehe. Gleichzeitig zogen die Menschen mehr und mehr auf das Land, unter anderem in die aufgeforsteten Gegenden um die Städte. Menschen, Hirsche und Zecken lebten nun so nahe zusammen, daß die Lyme-Krankheit auch den Menschen erreichte.

Killerbakterien?

Im Sommer 1994 verunsicherten Schreckensmeldungen von angeblich nie zuvor beobachteten und besonders grausamen »Killerbakterien« die Menschen in der ganzen Welt. Angeblich nagten sie die zahlreichen Betroffenen bis auf die Knochen ab. Das berühmteste Opfer der »fleischfressenden Bakterien« war Jim Henson, der Erfinder der Muppets. Schon bald befürchtete man, daß eine Heerschar von unkontrollierten Mikroorganismen die wehrlose Menschheit bedrohen werde.

Die »Menschenfresser« unter den Mikroben waren jedoch nicht etwa einem Gen-Labor entsprungen, wie zu lesen stand, sondern entpuppten sich als alte Bekannte der Mikrobiologen, nämlich Streptokokken der Gruppe A. Zur ihnen gehören die klassischen Streptokokken, die Halsentzündungen verursachen, Scharlach, rheumatisches Fieber oder das – bis zum Ende des vorigen Jahrhunderts gefürchtete – Kindbettfieber.

Dennoch stellt sich die Frage, warum die Streptokokken in den wenigen, aber sensationell verbreiteten Fällen so zerstörerisch wirkten: Das starke Gift der Bakterien löste das Fleisch der Opfer in der Tat regelrecht auf. Dieses Krankheitsbild nennen die Ärzte »nekrotisierende Fasciitis«- erstmals beschrieb es im Jahr 1871 der amerikanische Chirurg Joseph Jones.

Die Experten diskutieren zwei Theorien. Die eine legt eine genetische Veränderung der Streptokokken nahe. Die Mutation habe sie aggressiver gemacht. Die andere besagt, daß die Bakterien an ungewöhnlichen Stellen in den Organismus eindringen konnten, etwa bei Wunden. Möglicherweise änderte dies die Wirkungsweise der Bakterien. Von einer neuen, weltweit drohenden Seuche wollen die Experten jedoch nicht reden. Die englische Zeitung »Guardian« kommentierte die um sich greifende Hysterie ganz treffend: »Was das allgemeine Risiko betrifft, haben die ›Killerbakterien‹ für die öffentliche Gesundheit ungefähr die gleiche Bedeutung wie Eichhörnchen, die im Park kleine Kinder anfallen.«

Helicobacter pylori

In jüngster Zeit hat das Bakterium »Helicobacter pylori« Diskussionen entfacht. Dieser Keim, so behaupteten erstmals 1982 die australischen Wissenschaftler Berry Marshall und Robin Warren, könne in den meisten Fällen für die Entstehung von Magengeschwüren – bis hin zum Magenkrebs – verantwortlich gemacht werden. Diese These konkurriert mit der gängigen Annahme, daß hauptsächlich Streß Magenleiden verursache.

Helicobacter pylori gilt als einer der am weitest verbreiteten Krankheitserreger der Welt. Das Bakterium tritt um so häufiger auf, je schlechter die hygienischen Verhältnisse sind. So sind 15 Prozent der weißen Australier, aber 95 Prozent der Algerier infiziert. In Europa tragen rund die Hälfte der über 50jährigen den Keim im Magen. Weil jüngere Menschen heute in besseren hygienischen Verhältnissen aufwachsen als ihre Eltern, infizieren sie sich deutlich seltener mit dem Bakterium. Ungeklärt bleibt vorerst, über welche Route der Erreger übertragen wird, ob über verschmutztes Wasser, von Mund zu Mund oder – besonders bei Kinder – durch Kontakt mit Fäkalien.

Auch der Zusammenhang von Helicobacter und Krebs konnte noch nicht endgütig bewiesen werden. Deutliche Hinweise gibt es jedoch nach Meinung mancher Wissenschaftler genug: Auf dem Boden einer Helicobacter-Gastritis entwickeln sich etwa 80 bis 90 Prozent aller Magenkarzinome; je mehr Menschen in einem Land mit dem Keim infiziert sind, desto mehr erkranken an Magenkrebs. Die WHO stufte Helicobacter deshalb in die erste Kategorie krebsbedingender Faktoren ein.

Eine Studie an der Kinderklinik der Humboldt-Universität Berlin ermittelte kürzlich, daß chronische Bauchschmerzen bei Kindern vermutlich häufiger als bisher angenommen auf eine Besiedlung mit Helicobacter pylori zurückgehen. Bei 63 Prozent von 123 Kindern ließ sich der Keim histologisch nachweisen. Die durchschnittlich elfjährigen Kinder litten seit Wochen unter Bauchschmerzen.

Hantaan-Viren

Während Bakterien grundsätzlich mit Antibiotika zu Leibe gerückt werden kann, stehen die Ärzte bei Viruserkrankungen vor einem größeren Problem. Denn gegen Viren hilft kein Antibiotikum. Jahr für Jahr identifizieren Forscher neue Stämme oder Gattungen viraler Erreger.

Ein Beispiel für solche Neuzugänge ist die Entdekkung eines bis dahin unbekannten Vertreters der Gattung der Hantaan-Viren: Im Mai des Jahres 1993 starb im amerikanischen Bundesstaat Neu-Mexiko ein junges Paar innerhalb kurzer Zeit an akutem Lungenversagen. Die Erkrankung hatte sich zunächst mit heftigen Fieberanfällen, Muskel- und Kopfschmerzen sowie starkem Husten bemerkbar gemacht. Die Wissenschaftler fahndeten daraufhin nach vergleichbaren Fällen. Die Nachforschungen ergaben, daß zwischem dem 1. Dezember 1992 und dem 7. Juni 1993 in Neu-Mexiko und den angrenzenden Bundesstaaten Colorado und Nevada 24 weitere Menschen erkrankt waren. Bei elf von ihnen verlief die Erkrankung tödlich.

Was das Leiden auslöste, blieb zunächst ein Rätsel: Analysen auf Bakterien, Viren und Parasiten verliefen ergebnislos. Schließlich untersuchten Wissenschaftler der amerikanischen Seuchenbehörde CDC die Proben. Sie fanden im Serum der meisten Patienten Antikörper gegen Hantaan-Viren. Weitere Analysen mit modernen molekularbiologischen Methoden enthüllten, daß die unerklärliche Lungenerkrankung durch einen bis dahin unbekannten Vertreter der Hantaan-Viren hervorgerufen wurde. Die Wissenschaftler nannten den viralen Neuling »Sin nombre«.

Die Hantaan-Viren kannte man bis zu diesem Zeitpunkt als Auslöser von mit Blutungen und Nierenproblemen einhergehendem Fieber. Ärzte bezeichnen diese Erkrankung als »hämorrhagisches Fieber mit renalem Syndrom«. Beschrieben wurde sie bereits in einer 1.000 Jahre alten chinesischen Abhandlung. Seit dem Koreakrieg, in dem zwischen 1951 und 1953 mehr als 2.000 Soldaten der Vereinten Nationen daran erkrankten, befaßten sich westliche Wissenschaftler mit dem Problem. Trotz aller Bemühungen entdeckte man den Erreger erst 1976 und zwar in der Lunge seines koreanischen Hauptwirtes, der Brandmaus. Benannt wurde das Virus nach dem Grenzfluß zwischen Nord- und Südkorea. Das Hantaan-Virus ist von Japan bis Rußland verbreitet.

Auf dem Balkan existiert ein nahe verwandtes Virus, das eine ähnlich schwere Erkrankung hervorruft. Eine mildere Form tritt in Europa auf. Wissenschaftler beschrieben diese Art erstmals 1934 in Schweden als »epidemische Nierenentzündung«. Den verantwortlichen Erreger entdeckte man erst 1980 in den Lungen der

Rötelmaus. Nach seiner Isolation im Jahr 1983 erhielt er den Namen »Puumula« nach einem See in Finnland.

Epidemien von hämorrhagischem Fieber mit renalem Syndrom brachen seit 1977 wiederholt in Frankreich aus, die letzte und schwerste 1993. Das verantwortliche Virus identifizierte man in Frankreich 1982: Fast alle der rund 500 seit 1977 Erkrankten hatten sich eine Hantaan-Puumula-Infektion zugezogen. Fünf Hauptinfektionsherde ließen sich ausmachen, darunter auch der große Ardennenforst. Dort hatte man 1977 die ersten französischen Fälle diagnostiziert.

Das natürliche Reservoir für das Hantaan-Virus in Europa stellen die Rötelmaus und die Gelbhalsmaus dar. Als Lebensraum bevorzugen beide einen Laubwald aus Buchen und Eichen. Der Mensch infiziert sich wahrscheinlich durch das Einatmen virushaltigen Staubes: im Wald beim Holzeinschlag oder beim Hantieren mit gestapeltem Holz. Diesen Tätigkeiten entsprechend zählen Männer weit häufiger zu den Betroffenen als Frauen und Landbewohner häufiger als Stadtmenschen. Bezeichnenderweise nannte man die Infektion bei ihrer ersten Beschreibung »Holzfäller-Nierenkrankheit«.

Mit jeder epidemischen Welle diagnostizieren die Ärzte mehr Fälle. Dies deutet zwar auf eine sich ausbreitende Erkrankung hin. Manche Wissenschaftler führen die starke Zunahme seit 1990 aber eher auf die erweiterten und verbesserten Testmöglichkeiten zurück. Jedenfalls wirkte die französische Epidemie von 1992 bis 1993 mit rund 2.000 Krankheitsfällen beängstigend. Auch die Nachbarländer Belgien, Deutschland und Niederlande vermeldeten ähnliches. Interessanterweise verzeichnete man in derselben Zeitspanne die stärkste Vermehrung von Nagern seit 1939. Vermutlich verursachten die milden Winter die Nagerplage.

Anders als ihre amerikanischen oder asiatischen Verwandten haben die nordwesteuropäischen Hantaan-Viren bislang noch keine Opfer gefordert. Die Gefahr, daß der gefährliche amerikanische Stamm auf den europäischen Kontinent übergreift, besteht nach Meinung der Experten nicht, da er andere Spezies als Reservoir und Überträger hat.

Sabia-Virus

Am 5. September 1994 berichtete das amerikanische Magazin »Times« von einem amerikanischen Wissenschaftler, der sich bei seinen Forschungsarbeiten mit dem Sabia-Virus angesteckt hatte. Diesen neue Erreger hatten Forscher 1990 in Brasilien aus einer Patientin isoliert, die an hämorrhagischem, also mit Blutungen einhergehendem, Fieber gestorben war.

Neu auftauchende Viren wirken manchmal besonders verheerend. Allerdings machen es bessere biologische Untersuchungsmethoden mittlerweile auch möglich, virale Erreger zu identifizieren, die sonst wahrscheinlich unerkannt wieder verschwunden wären. Zu den gefährlichsten neuentdeckten Viren gehören jene, die hämorrhagische Fieber verursachen, dazu zählen das Marburg- und das Ebola-Virus.

Ebola-Virus

Weltweite Aufmerksamkeit erlangte im Mai 1995 eine Epidemie, die das Ebola-Virus in der Bevölkerung von Zaire auslöste. Erstmals aufgetaucht war der Erreger rund 20 Jahre zuvor in Yambuku, Zaire. Seine Herkunft konnte nie geklärt werden. 319 Menschen infizierten sich im Winter 1976, 280 starben.

Das erste Ebola-Opfer war ein Lehrer, der im Missionskrankenhaus von Yambuku wegen eines Malaria-Anfalles eine Chinin-Injektion erhalten hatte. Das Hospital verfügte lediglich über fünf Spritzen, die täglich rund 600mal eingesetzt wurden. Da man sie nicht sterilisierte, konnte sich die Epidemie ausbreiten. Forscher

Filoviren

Unter dem Namen Filoviren fassen die Wissenschaftler die beiden verwandten afrikanischen Viren, das Marburg- und das Ebola-Virus, zusammen. Beide Erreger führen zu schwerem hämorrhagischem Fieber.
Die Filoviren tragen ihren Namen nach ihrer fadenförmigen Gestalt. Ihre Länge von rund einem 1.500 Millionstel Millimeter ist unter allen bekannten Viren einzigartig. Auch der jüngste Neuzugang hämorraghischer Viren, ein bislang unbekannter Vertreter der Ebola-Viren, zählt zu dieser Familie. Wissenschaftler isolierten ihn im Januar 1995 aus Blutproben einer Patientin, die sich an der Elfenbeinküste damit infiziert hatte.
Die hämorrhagische Fiebererkrankung, die sowohl das Ebola- wie auch das Marburg-Virus auslöst, beginnt mit Fieber, Kopf- und Halsschmerzen, Bindehautentzündung und Durchfall. Schließlich befallen die Viren Leber, Niere und das zentrale Nervensystem. Ausgedehnte Blutungen und Schock sind die Folge.
Die wenigen bislang beschriebenen Ausbrüche der Viren weisen auf eine Beteiligung von Affen bei der Übertragung hin. Doch bleibt das Reservoir der Viren vorerst unbekannt. Eine Isolierung der Viren, wie sie die Diagnosestellung erfordert, darf nur in Hochsicherheitslabors erfolgen.
Die sogenannten neuen Viren gehen sämtlich durch Mutationen (Erbgutveränderungen) oder Rekombinationen (Neukombinationen des Erbguts) aus bereits existierenden Erregern hervor. Bei solchen Veränderungen droht stets die Gefahr, daß die Erreger zu einem gefährlichen Stamm werden.

Manche Wissenschaftler glauben, daß neue Viren deshalb verstärkt in Erscheinung treten, weil der Mensch ihre seit Jahrmillionen bestehenden Existenzbedingungen verändert hat. Dazu zählt das Vordringen in früher unbesiedelte Gebiete. Zuvor stabile Ökosystem geraten dadurch aus dem Gleichgewicht. Auch kommt es schneller zum Kontakt zwischen Menschen und Tieren, die krankheitserregende Viren übertragen. Große ökologische Eingriffe, wie etwa die Rodung der Regenwälder oder die Flutung von Stauseen, können nach Meinung der Fachleute ebenfalls seltene Erkrankungen fördern. In bestimmten Fällen läßt die veränderte Umgebung die Vermehrung und Verbreitung von neuen Erregern zu. Bei gleichermaßen günstigen Bedingungen für Viren wie ihre Überträger tauchen dann plötzlich unbekannte Krankheitsbilder auf.

isolierten den Erreger und benannten ihn nach dem Fluß Ebola in Zaire. In den Jahren 1976 und 1979 kam es zu weiteren Ebola-Ausbrüchen im südlichen Sudan. Auch hier erwiesen sich wieder arme, sehr schlecht versorgte medizinische Einrichtungen als Ausgangspunkt der Epidemie.

Im November 1994 tauchte das Ebola-Virus erneut im afrikanischen Zaire auf: in der Stadt Kikwit, 500 Kilometer östlich der Hauptstadt Kinshasa. Nach Angaben der WHO infizierten sich bis Juni 1995 ingesamt 315 Menschen, 244 Infizierte starben qualvoll an inneren und äußeren Blutungen. Dies entspricht einer Todesrate von 77 Prozent. Bei 75 der Erkrankten handelte es sich um Ärzte und Pfleger, die sich während der Behandlung der Patienten im Hospital angesteckt hatten. Auch bei dieser Epidemie tauchte das Virus wieder scheinbar aus dem Nichts auf – und verschwand ebenso geheimnisvoll.

Am 24. Juni 1995 registrierte die WHO die letzte Neuinfektion in Zaire; der Patient überlebte.

Lassa-Virus

Wie das Ebola-Virus wurde auch das Lassa-Virus erstmals entdeckt, als in einem Krankenhaus eine rätselhafte Epidemie ausbrach. Im Januar 1969 erkrankte im nigerianischen Lassa eine Nonne in dem Hospital, in dem sie arbeitete. Sie wurde in eine Nachbarstadt evakuiert, steckte dort aber vor ihrem Tod zwei weitere Schwestern an. Ein Jahr später brach in demselben Hospital eine Epidemie aus. Eine nachträgliche Untersuchung zeigte, daß sich 17 der 25 infizierten Personen wahrscheinlich in dem Raum angesteckt hatten, in dem die kranke Nonne untergebracht worden war. Man weiß inzwischen, wo sich das Lassa-Virus versteckt hält, bevor es den Menschen heimsucht: Die primäre Infektionsquelle sind Nagetiere.

Marburg-Virus

Den natürlichen Wirt des Marburg-Virus hingegen fanden Forscher trotz intensiver Nachforschungen bislang nicht. Von sich reden machte der enge Verwandte des Ebola-Virus erstmals im Sommer 1967 im deutschen Universitätsstädtchen Marburg. Unter Mitarbeitern der Behring-Werke war es plötzlich zu mysteriösen Krankheitsfällen gekommen. Die Patienten zeigten hohes Fieber, Ausschläge und Schwellungen, gefolgt von schweren Blutungen innerer Organe.

Alle Betroffenen hatten mit Zellkulturen gearbeitet, die zur Herstellung von Impfstoffen dienten. Die Zellen entstammten Grünen Meerkatzen, einem Import aus Uganda. Sieben von ingesamt 25 Infizierten starben an dem hämorrhagischen Fieber.

Mit Blut- und Gewebeproben ließ sich der Erreger schließlich identifizieren: Ein Virus, das mit keinem bis dahin bekannten verwandt war. Wenn man Grüne Meerkatzen mit diesem Virus infizierte, erkrankten sie ebenfalls am hämorrhagischen Fieber. Keine Hinweise auf das Virus fand man allerdings bei einer Untersuchung von wilden Affen in der Gegend Ugandas, aus der die Marburger Tiere stammten. Der bislang letzte »Marburg-Fall« trat 1987 im Westen Kenias auf. Auch hier blieb die Infektionsquelle unbekannt.

Rätselhafte virale Erreger

Kopfzerbrechen bereiten den Seuchenexperten mysteriöse Virusleiden bei Mensch und Tier. Dazu gehört die neurologische Störung bei Rindern, die erstmals in Großbritannien auftrat: der sogenannte Rinderwahnsinn, auf englisch Bovine-Spongiforme Enzephalopathie (BSE). In die Gruppe dieser merkwürdigen Erkrankungen zählt auch ein Nervenleiden bei Schafen, die Traberkrankheit, und eine Seuche namens »Kuru«, die erstmals nach dem letzten Weltkrieg im fernen Neuginea auftrat. Die wichtigsten faßbaren Veränderungen bei diesem Leiden des Menschen betreffen das Gehirn und erinnern die Forscher verblüffend an die Symptome der Traberkrankheit bei Schafen.

Beide Hirnveränderungen ähneln wiederum stark denen, die bei einem seltenen neurologischen Leiden des Menschen, der Creutzfeldt-Jakob-Erkrankung, auftreten. Die Krankheit beginnt im Gehirn, bewirkt eine Degeneration des Nervengewebes und führt schließlich zu geistigem Zerfall und Tod.

Weder bei Scrapie oder Kuru, noch bei der Creutzfeldt-Jakob-Erkrankung oder aber dem Rinderwahnsinn konnten Experten bislang einen sich einigermaßen konventionell gebärdenden Erreger dingfest machen. Sie vermuten, daß »unkonventionelle Viren« die Krankheiten hervorrufen. Es soll sich dabei nicht um komplette Viren handeln, sondern um virusähnliche Strukturen.

Vermutete menschliche Prionen-Erkrankungen

Krankheit	Quelle	Verbreitung
Kuru	Infektion (wahrscheinlich über rituellen Kannibalismus, nur bis 1958)	Nur im Hochland von Papua-Neuguinea; seit 1975 sind etwa 2.600 Fälle bekannt
Creutzfeldt-Jakob-Krankheit	Meist unbekannt (sporadisch entstanden) 10 bis 15 Prozent aller Fälle durch eine vererbte Mutation im Gen Prion-Protein (prP) Selten eine Infektion infolge ärztlicher Behandlung	Sporadische Form: weltweit, einer unter einer Million Menschen Erbliche Form: etwa 100 betroffene Verwandtschaftskreise bekannt Infektiöse Form: etwa 80 Fälle bekannt
Gerstmann-Sträussler-Scheinker-Syndrom	Ererbte Mutation im PrP-Gen	Etwa 50 betroffene Verwandtschaftskreise bekannt
Letale familiäre Insomnie	Ererbte Mutation im PrP-Gen	9 betroffene Verwandtschaftskreise bekannt

Manche Forscher vermuten sogar, daß virale Eiweiße (Proteine) allein solche Krankheiten verursachen. Die Wissenschaftler bezeichnen sie als »infektiöse Proteinpartikel«, kurz Prionen. Niemand weiß, wie Prionen agieren. Luc Montagnier, der Mitentdecker des HI-Virus, wertet dies als »eines der größten Geheimnisse«. Er spekuliert, daß es sich bei den Prionen um biologische »Fossilien« handeln könnte: Eine Art primitives Leben, das bereits lange vor Organismen mit genetischem Code

Typische Symptome	Dauer vom Ausbruch bis zum Tod
Verlust der Bewegungskoordination, oft begleitet von Demenz (Geistesschwäche)	3 Monate bis 1 Jahr
Geistesschwäche mit anschließendem Verlust der Bewegungskoordination, gelegentlich auch in umgekehrter Reihenfolge	Zwischen einem Monat und mehr als 10 Jahren, typischerweise etwa 1 Jahr
Verlust der Bewegungskoordination, oft begleitet von Geistesschwäche	Typischerweise 2 bis 6 Jahre
Schlafschwierigkeiten und Störungen des vegetativen Nervensystems, begleitet von Schlaflosigkeit und Geistesschwäche	Typischerweise etwa 1 Jahr

Aufgrund ähnlicher Symptome kann man menschliche Prionen-Erkrankungen oft schwer voneinander unterscheiden. Sie alle bewirken geistigen und motorischen Verfall und brechen oft erst nach langen Inkubationszeiten von bis zu 30 Jahren aus.

existierte. Für Anhänger der kontrovers diskutierten Prionen-Theorie steht fest, daß es sich bei den Partikeln um eine völlig neue Klasse von infektiösen Krankheitserregern handelt. Sie verdächtigen die Prionen sogar, für neurodegenerative Erkrankungen wie die Alzheimersche Krankheit verantwortlich zu sein.

Noch vor rund einem Jahrzehnt glaubte der Mensch, die großen Seuchen endgültig besiegt zu haben. Wie trügerisch diese Annahme war, zeigt das Beispiel Aids. Die

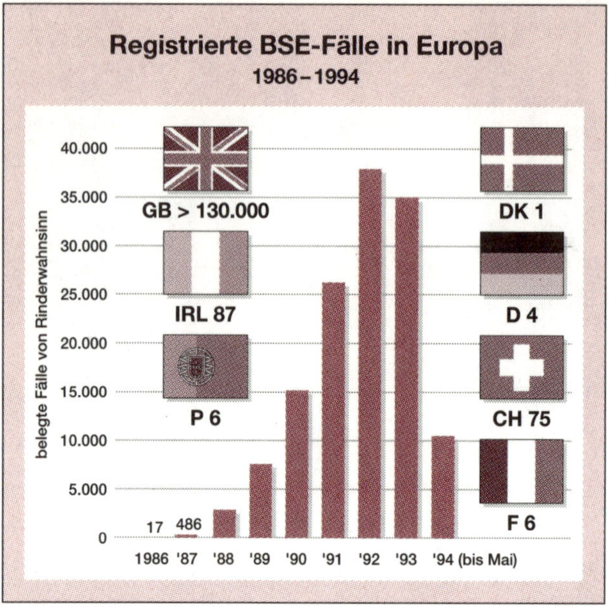

Wissenschaftler erforschen die Krankheit zwar immer tiefer, können sie jedoch nach wie vor nicht in ihrer ganzen Komplexität erklären. Mit dem Auftauchen weiterer bislang unbekannter Erreger, fürchten manche Wissenschaftler, sei auch künftig zu rechnen. Denn immer dann, wenn der Mensch seine Umwelt drastisch verändert, läuft er damit auch Gefahr, günstige Lebensbedingungen für potentielle neue Feinde aus der Welt der Mikroben zu schaffen.

Weiterführende Literatur

Anderson, Roy; May, Robert: Modellierung der Aids-Pandemie. In: Spektrum der Wissenschaft, Heft 7, 1992.

Bösel, Botho: Praktikum des Infektions- und Impfschutzes. Berlin 1995.

Cannon, Geoffrey: Teufelskreis. Wenn Antibiotika krank machen. Köln 1994.

Köster-Lösche, Kari: Die großen Seuchen. Frankfurt 1995.

Ruffié, Jacque; Sournía, Jean-Charles: Die Seuchen in der Geschichte der Menschheit. München 1993.

Schadewaldt, Hans (Hrsg.): Die Rückkehr der Seuchen. Köln 1994.

Kayser, Fritz (u. a.): Medizinische Mikrobiologie. Stuttgart 1993.

Schipperges, Heinrich: Die Kranken im Mittelalter. München 1990.

Vasold, Manfred: Pest, Not und schwere Plagen. Seuchen und Epidemien vom Mittelalter bis heute. München 1991.

Dixon, Bernhard: Der Pilz, der John F. Kennedy zum Präsidenten machte. Geschichten aus der Welt der Mikroorganismen. Heidelberg/Berlin/Oxford 1995.

Eberhard-Metzger, Claudia; Ries, Renate: Stichwort Viren. München 1995.

Frese, Walter: Neuer Wettlauf gegen die »Weiße Pest«. MPG-Informationen. München 1995.

Hamouda, Osamah (u. a): Aids/HIV 1994, Bericht zur epidemiologischen Situation in der Bundesrepublik Deutschland zum 31.12.1994. Veröffentlicht vom Robert-Koch-Insitut. Berlin 1995.

Kaufmann, Stefan H. E.: Die multiresistente Tuberkulose. Marburg 1994.

Kresken, Michael: Prävalenz der Resistenz bei klinisch wichtigen Bakterienspezies gegenüber älteren und neueren Antibiotika in Europa. In: Bundesgesundheitsblatt 5, 1995.

Le Guenno, Bernhard: Neue Seuchen durch hämorrhagische Viren. In: Spektrum der Wissenschaft, Heft 8, 1995.

Levine, Arnold: Viren – Diebe, Mörder und Piraten. Heidelberg/Berlin/New York 1994.

Postgate, John: Mikroben und Menschen. Die unsichtbare Macht der Bakterien und Viren. Heidelberg/Berlin/Oxford 1994.

Prusiner, Stanley: Prionen-Erkrankungen. In: Spektrum der Wissenschaft, Heft 3, 1995.

Schwarz, Tino; Jäger, Gundula: Zur Bedeutung importierter viraler Infektionen. In: Deutsches Ärzteblatt, Heft 21, 1995.

Scott, Andres: Zellpiraten. Die Geschichte der Viren. Basel 1990.

Stichwortregister

Verzeichnis der Grafiken und Tabellen